标准神经内镜手术学

主编　[日]伊达　勋
主审　欧绍武　肖　庆
主译　王　勇　王义宝　王春霞

北方联合出版传媒（集团）股份有限公司
辽宁科学技术出版社

SHINKEI NAISHIKYO CHIRYO START & STANDARD

© DATE Isao 2018

Originally published in Japan in 2018 by MEDICAL VIEW CO., LTD

Chinese (Simplified Character only) translation rights arranged with

MEDICAL VIEW CO., LTD through TOHAN CORPORATION, TOKYO.

© 2025 辽宁科学技术出版社。

著作权合同登记号：第 06-2020-160 号。

图书在版编目（CIP）数据

标准神经内镜手术学 /（日）伊达 勋主编；王勇，
王义宝，王春霞主译 . -- 沈阳 : 辽宁科学技术出版社，
2025. 5. -- ISBN 978-7-5591-4044-9

Ⅰ. R651

中国国家版本馆 CIP 数据核字第 202574ED13 号

出版发行：辽宁科学技术出版社
　　　　　（地址：沈阳市和平区十一纬路 25 号　邮编：110003）
印 刷 者：辽宁新华印务有限公司
经 销 者：各地新华书店
幅面尺寸：210mm×285mm
印　　张：11.5
字　　数：260 千字
出版时间：2025 年 5 月第 1 版
印刷时间：2025 年 5 月第 1 次印刷
印刷册数：1500 册
累计册数：1500 册
责任编辑：吴兰兰
封面设计：刘　彬
责任校对：闻　洋

书　　号：ISBN 978-7-5591-4044-9
定　　价：198.00 元

联系电话：024-23284363
邮购电话：024-23284502
投稿信箱：1601145900@qq.com

序

日本神经内镜学会的会员数已超2000名。日本神经内镜学会是在日本神经外科学会的关联学会中，会员数逐年攀升的学会之一。每届学术总会都有很多年轻的神经外科医师参加，该专业越来越受到大家的关注。想掌握最新的神经内镜治疗技术并应用到临床的医师数量正稳步增加。外科手术已进入追求无创的时代。应用神经内镜的外科治疗与脑神经血管内治疗，都是能够减轻患者负担的治疗手段。

针对脑积水、脑血肿、垂体瘤等疾病的神经内镜治疗在日本已纳入医疗保险，成为治疗的首选。而且，神经内镜治疗的适应证也逐渐扩展。期待能有作为此疗法入门参考及技术规范且便于理解的专业书籍问世。本书是一本"面向有志开展神经内镜手术及刚刚起步、迫切希望提高技术的医师的书籍"，是以应用神经内镜手术机会较多的疾病为中心进行解说的入门书籍。另外，已经掌握一定程度神经内镜技术的医师也可以从中学习现在的规范标准。

在前半部分"初学者篇"中，从神经内镜的历史、现状分析开始，到设备、训练、术前应掌握的解剖和内分泌相关知识、实操讲座及技术交流会上经常提及的器械知识、使用方法及基本技术等术前的所有准备流程，为便于入门者理解，对内容进行了精心的设计。而在后半部分"标准篇"中，以病例量多的疾病为中心，对现在的标准治疗技术进行了解说。两部分均采用了大量的图示及照片，有助于阅读中理解。

本书虽是以手术技术为中心进行解说的，但我们知道，神经内镜专业实际上是一个机器本身及手术器械的开发不断更新的专业，这也正是吸引年轻医师的魅力所在。更细的神经内镜能够扩大操作空间，3D、4K等超高清及立体影像的发展进一步提高了手术的准确性和安全性。期待通过阅读本书，读者可以掌握神经内镜入门及标准，进而提高技术水平。

日本冈山大学研究生院医齿药学综合研究科

神经外科教授　伊達　勲

编者名单（敬称略）

■ **主编**

伊達　勲　　　日本冈山大学大学院医齿药综合研究科脑神经外科学教授

■ **编者**（五十音顺）

伊達　勲　　　日本冈山大学大学院医齿药综合研究科脑神经外科学教授

黑住和彦　　　日本冈山大学大学院医齿药综合研究科脑神经外科学副教授

石井雄道　　　日本东京慈惠会医科大学脑神经外科学副教授

喜多大辅　　　日本横滨荣共济医院脑卒中诊疗科·脑神经外科部长

鳄渕昌彦　　　日本札幌医科大学脑神经外科副教授

稻垣兼一　　　日本冈山大学大学院医齿药综合研究科肾·免疫·内分泌代谢内科学副教授

後藤刚夫　　　日本大阪市立大学大学院医学研究科脑神经外科学讲师

井原　哲　　　日本东京都立小儿综合医疗中心脑神经外科医长

下地一彰　　　日本顺天堂大学大学院医学研究科脑神经外科学副教授

山本拓史　　　日本顺天堂大学医学部附属静冈医院脑神经外科教授

阿久津博義　　日本筑波大学医学医疗系脑神经外科讲师

亀田雅博　　　日本冈山大学大学院医齿药综合研究科脑神经外科学

吉冈秀幸　　　日本山梨大学大学院医学工程综合研究部脑神经外科学部内讲师

荻原雅和　　　日本山梨大学大学院医学工程综合研究部脑神经外科讲师

木内博之　　　日本山梨大学大学院医学工程综合研究部脑神经外科教授

新　靖史　　　日本大阪警察医院脑神经外科副部长

中岛伸幸　　　日本东京医科大学脑神经外科讲师

三木　保　　　日本东京医科大学医疗之质·安全管理学主任教授

译者名单

■ **主审**

欧绍武　肖　庆

■ **主译**

王　勇　王义宝　王春霞

■ **副主译**

李　婷　李志鹏

■ **译者名单**（按姓氏拼音排序）

白小飞	陕西省延安市人民医院	神经外科
班允超	中国医科大学附属第一医院	神经外科
曹　阳	中国医科大学附属第一医院鞍山医院	神经外科
曹金宝	辽宁省台安县恩良医院	神经外科
柴宇飞	大连医科大学附属第五人民医院	神经外科
邓心情	广东三九脑科医院	神经外科
董洪顺	辽宁省盘锦市大洼区人民医院	神经外科
杜　江	中国医科大学附属第一医院	神经外科
付佳旭	北京市三博脑科医院	神经外科
耿　煜	辽宁省盘锦辽油宝石花医院	神经外科
耿佳琪	辽宁省彰武县人民医院	神经外科
胡锦渠	中国医科大学附属第一医院	神经外科
李　帅	辽宁省健康产业集团阜新矿总医院	神经外科
李　婷	中国医科人学附属第一医院	神经外科
李　洋	锦州医科大学附属第一医院	神经外科
李　龙	中国医科大学附属第一医院	神经外科
李心国	中国医科大学附属第一医院	神经外科
李志鹏	中国医科大学附属第一医院	神经外科
刘　旭	辽宁省凌海市人民医院	神经外科

刘恩智	辽宁省抚顺市中心医院　神经外科
刘济源	中国医科大学附属第一医院　神经外科
卢　刚	辽宁省凤城市中心医院　神经外科
陆思源	中国医科大学附属第一医院　神经外科
马英杰	辽宁省凤城市凤凰医院　神经外科
宁　宇	辽宁省丹东市第一医院　神经外科
欧绍武	中国医科大学附属第一医院　神经外科
齐春晓	中国医科大学附属第一医院　神经外科
仇　波	中国医科大学附属第一医院　神经外科
权成峰	辽宁省东港市中心医院　神经外科
孙继周	中国医科大学附属第四医院　神经外科
孙培越	沈阳医学院附属中心医院　神经外科
孙卫东	辽宁省昌图县第二医院　神经外科
唐　亮	辽宁省朝阳市第二医院（朝阳市妇婴医院）
陶　钧	中国医科大学附属第一医院　神经外科
佟世宇	辽宁省沈阳市沈北新区中心医院　神经外科
汪庆森	辽宁省岫岩满族自治县中心医院　神经外科
王　刚	辽宁省沈阳市第一医院（脑科医院）
王　军	中国医科大学附属第一医院　神经外科
王　猛	辽宁省健康产业集团本钢总医院　神经外科
王　瑞	辽宁省铁岭县中心医院　神经外科
王　勇	中国医科大学附属第一医院　神经外科
王　越	辽宁省健康产业集团铁煤总医院　神经外科
王春霞	中国医科大学附属第四医院　眼科
王海波	浙江省人民医院　神经外科
王明昊	中国医科大学附属第一医院　神经外科
王义宝	中国医科大学附属第一医院　神经外科
王运杰	中国医科大学附属第一医院　神经外科

王忠海	辽宁省沈阳市京沈医院	神经外科
闻梓钧	辽宁省盘锦辽油宝石花医院	神经外科
吴新宇	辽宁省人民医院	神经外科
吴志伟	辽宁省沈阳市第九人民医院	神经外科
夏俊哲	中国医科大学附属第一医院	神经外科
肖 庆	北京航空总医院	神经外科
肖德琨	辽宁省东港市中心医院	神经外科
肖盛达	中国医科大学附属第一医院	神经外科
徐建新	内蒙古兴安盟人民医院	神经外科
徐图图	浙江大学附属邵逸夫医院	神经外科
杨 驰	辽宁省昌图县中心医院	神经外科
杨维健	通用环球鞍山鞍钢集团总医院	神经外科
杨文凯	辽宁省海城市中心医院	神经外科
姚继伟	辽宁省海城市中心医院	神经外科
姚泽林	辽宁省凌源市中心医院	神经外科
于洪泉	辽宁省盖州市中心医院	神经外科
余 鹏	辽宁省沈阳市第四人民医院	神经外科
张 建	辽宁省阜新市人民医院(妇女儿童医疗中心)	神经外科
张东勇	中国医科大学附属第一医院	神经外科
张光润	辽宁省北票市中心医院	神经外科
张庆辉	辽宁省盘锦辽油宝石花医院	神经外科
张树恒	辽宁省鞍山市中心医院	神经外科
张笑天	辽宁省铁岭市中心医院	神经外科
张一楠	辽宁省健康产业集团抚矿总医院	
赵 野	辽宁省彰武县人民医院	神经外科
赵长锁	辽宁省台安县恩良医院	神经外科
赵德强	辽宁省铁岭市中心医院	神经外科
赵方锐	辽宁省丹东市第一医院	神经外科

目　录

I

初学者篇

给神经内镜初学者的建议

伊達 勲　日本冈山大学大学院医齿药综合研究科脑神经外科学教授

在神经外科诸多亚专业分科中，神经内镜专业是神经外科初学者比较感兴趣的领域。在世界神经外科领域，日本神经外科学属于先行者之一，很早就成立了神经内镜亚专业。1994年第一届日本神经内镜学会（当时称为研究会）召开，到2018年第25届，已经跨过了1/4个世纪。2011年神经内镜专业鉴定制度建立，如今每年申请入会研修的初学者热情持续高涨，报名人数逐年攀升。

本系列丛书面向神经内镜初学者，以推广标准化操作为目的，既可作为内镜新手医生的入门教科书，对于一些已经开始使用内镜技术的高年资医生而言，也可以对照本书衡量自己的手术操作是否规范。

在决定从事神经内镜亚专业之前，各位初学者需要了解本亚专业的历史和发展现状。本章节介绍神经内镜技术的发展历史和现状，同时对将来的发展方向做了展望。

● 神经内镜发展简史

1910年，L'Espinasse医生第一次在神经外科手术中使用了神经内镜（实际是膀胱镜）。患者为一名2岁脑积水患儿，手术操作为脉络丛烧灼术。1922年，Walter Dandy医生同样对患者实施了神经内镜下脉络丛烧灼术。1923年，Mixter医生成功地开展了首例神经内镜下第三脑室底造瘘术（endoscopic third ventriclostomy，ETV），患者为出生后9个月的非交通性脑积水女婴。

1952年，Nulsen和Spitz首次发表了采用分流术治疗脑积水的学术论文。分流术是完全不借助神经内镜辅助治疗脑积水的方法，此法盛行至20世纪70年代，成为脑积水外科治疗的主流术式。但神经外科学界对于ETV治疗脑积水的关注一直持续，直到20世纪70年代后期，随着内镜成像系统清晰度的改善和提升，ETV等神经内镜手术又重新流行起来。

1978年，Vries首次发表了应用电子软镜施行ETV的论文。1990年，Jones报道了24例各种类型脑积水患者接受ETV的疗效总结，50%的患者避免了接受二次分流术。1994年，Jones再次报道了累计103例脑积水患者，单纯接受ETV后，术前症状改善率为61%。以该论文发表时间为节点，中脑导水管狭窄或者受压脑积水病例，单纯ETV术后症状改善率上升至80%~95%。

其他经鞍区肿瘤内镜手术及颅内出血内镜血肿清除术将会在本书的其他章节进

行详述。

神经内镜手术治疗脑积水的发展现状

如前所述，目前对于非交通性脑积水，特别是中脑导水管狭窄导致的脑积水，ETV手术是第一选择。关于小儿脑积水，2009年Kulkarni提出了EVT有效评分（ETV success score，ETVSS）的概念，根据患儿年龄、脑积水成因及既往是否曾接受分流术等条件做分数评定，来预测ETV的术后效果。

随着神经内镜手术越来越多被用于治疗脑积水，对于孤立侧脑室，也可以用神经内镜行透明隔开窗（septostomy）进行再通。对于孤立第四脑室，可以行单纯神经内镜下导水管成形术（aqueductoplasty）或者支架辅助导水管成形术。其他室间孔成形术、第四脑室正中孔成形术也正在被逐步普及中。

除此之外，可以在神经内镜下进行脑室端引流管调整置换，特别是在引流管脑室端被脉络丛包裹时，神经内镜下进行引流管拔除，较以往盲视操作可大大降低出血风险。另外，更可在内镜下重新放置新的脑室端引流管，确保其放置位置准确。

将神经内镜技术从鞍区手术扩展应用至颅底外科

鞍区、颅底内镜手术使用的多为硬式神经内镜系统。Carrau于1996年首次发表了神经内镜下经鼻蝶手术的报道。如今的垂体瘤手术基本都由神经内镜经鼻完成。根据病例实际情况不同，采用单鼻孔或者双鼻孔，使用或不使用鼻窥器等，灵活调整。

关于经鼻蝶手术，日本神经外科学界普遍采用机械支持臂辅助持镜系统（EndoArm、Neuram），一名术者双手操作即可完成一般手术。欧美学界常习惯专门助手扶镜，术者双手操作完成手术，也就是常说的双人四手技术（4 hand technique）。

伴随鞍区病变垂体瘤内镜手术经验的积累，鞍底脑脊液鼻漏修补技术也随之提高。颅底重建修补技术的成熟迎来了颅底内镜手术的高速发展，手术范围包括广泛颅底，可处理病种已经远超出垂体瘤。相关论文报道，经鼻内镜手术操作范围前方可达鸡冠（crista galli），最下方可达第二颈椎（C2）水平。与开颅显微颅底手术相比，经鼻内镜手术虽然是微创手术操作，但术后鼻漏发生率高于开颅，必须有足够的经鼻内镜手术经验才可能转化为真正的技术自信。

应用神经内镜治疗颅内血肿

日本可能是使用内镜下颅内血肿清除术最普遍的国家。2000年，西野首次报道了应用透明穿刺鞘结合神经内镜清除颅内血肿的手术方法。此后，神经内镜脑出血手术操作逐渐标准化，不但可处理常见的基底节出血，更有报道成功应用于处理脑室内出血、小脑出血的诸多病例。

神经内镜辅助显微镜手术

除了完全独立的神经内镜手术，神经内镜技术还作为显微镜手术的辅助手段被广泛应用于临床。显微镜需要保持一定景深距离才能实现焦距校正、成像清晰。显微镜视角是直视平行视角，即0°视角。神经内镜却可以实现真正意义的抵近观察，图像在细节表现上要明显优于显微镜成像，不但可实现0°视角观察，还可满足30°甚至70°的无死角观察，现已成为显微镜手术的得力辅助。

目前常用内镜辅助常被用于以下领域：

- 动脉瘤夹闭术中要避免视野盲角穿通血管的误夹闭，可以利用内镜特别是角度镜辅助，进行精准夹闭。
- 切除视神经周围肿瘤时，可在神经内镜辅助下彻底廓清视神经内侧的肿瘤组织，减少肿瘤残留。
- 听瘤切除手术中，处理内耳道深部肿瘤部分时，也可在神经内镜辅助下实现内耳道内肿瘤廓清。
- 三叉神经痛、面肌痉挛等微血管减压手术时，可以借助神经内镜抵近观察仔细辨认入脑区（root entry zone，REZ），帮助确认责任压迫血管。在对责任血管进行移位（transposition）处理后，可再在内镜下确认神经减压是否充分。

近年来，随着以EndoArm为代表的固定臂逐渐普及，显微镜下同时可放置固定内镜镜头，术者可以实现双手自由操作。术者正前方的显示器会同时接入显微镜/内镜视野画面。术者可根据手术需要，自由切换显微镜或内镜系统进行手术。笔者曾发表过应用此方法进行杂交手术的论文。另外，可将内镜视野画面分屏至侧方单独显示（图1）。

图1 显微镜/内镜系统同屏显示布局摆台情况

a：屋顶悬挂双屏显示器，左侧为显微镜视野，右侧为内镜视野。图像同步显示，方便术者自由切换视野，以便更好地进行手术操作

b：显微镜右前方设置一小型内镜视野显示器，术者在显微镜操作过程中，稍微向右调整视线就可切换为内镜视野

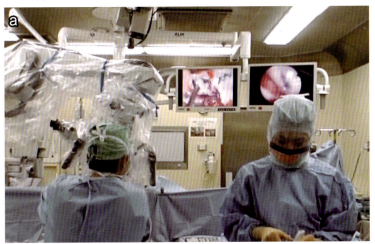

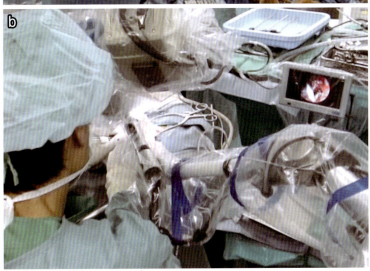

外视镜（Exoscope）

神经内镜的英文为Endoscope。神经内镜镜头必须进入一定空间（比如鼻腔、颅内、颅底间隙），才可实现抵近观察的目的。与此对比，外视镜是从外部向内部投射，相当于从远处观察，英文为Exoscope。外视镜进入临床很早，最初被用于脊柱手术。在笔者所在单位，为方便同台研修医或者观台本科生观察了解解剖，我们常在开颅手术之前使用显微镜，开颅相关手术操作多在外视镜下完成。

最近新研发的3D外视镜也逐渐进入临床应用，从开颅过程开始直至关颅缝皮结束，所有手术操作完全在外视镜下完成，大有逐步取代显微镜的趋势。使用外视镜时，术者需要佩戴专门的3D眼镜，正视眼前特殊3D显示器进行操作，如此实现了术者抬头手术（heads-up surgery）。这种手术方式对于熟悉电视游戏机的年轻医生来

说，具有极大吸引力。在本书的"从内镜到外视镜，进一步向3D抬头手术发展"这一章节，作者会详细讲述自己的经验。

学习掌握神经内镜技术所需的条件及学习环境

掌握神经内镜技术需要一定的学习条件和环境，这一点很重要。首先要仔细观看术者在内镜下各种手术器械的正确使用情况，仔细观察并理解示教者的正确操作（看示教者如何使用器械及其手部的活动细节等）在某种程度上来说比自己在镜下盲目操作更重要。在笔者所在单位冈山大学医学部手术室内安装了多个吊顶显示器（图2），还装配了很多地面副显示器（图3），方便学员多视角观台学习。

图2 示教神经内镜手术
学员可以通过多个显示器从不同视角学习，照片中2号和4号显示器是镜下视野，1号显示器则用来展示术者手部操作细节

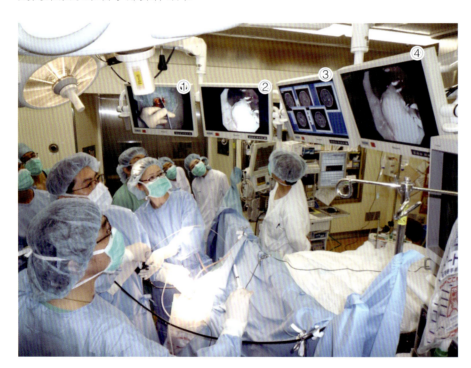

图3 展示示教者手部操作细节

左侧显示器展示镜下术野情况，右侧显示器显示术者手部操作细节，二者都是学习掌握内镜技术的关键

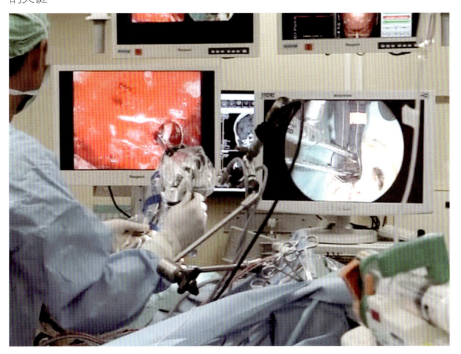

参考文献

[1] Li KW, Nelson C, Suk I, et al. Neuroendoscopy: past, present, and future. Neurosurg Focus 2005; 19: E1.

[2] Kulkarni AV, Drake JM, Mallucci CL, et al. Endoscopic Third Ventriculostomy in the Treatment of Childhood Hydrocephalus. J Pediatr 2009; 155: 254-229.

[3] Carrau RL, Jho HD, Ko Y. Transnasal-transsphenoidal endoscopic surgery of the pituitary gland. Laryngoscope 1996; 106: 914-918.

[4] Nishihara T, Teraoka A, Morita A, et al. A transparent sheath for endoscopic surgery and its application in surgical evacuation of spontaneous intracerebral hematomas. J Neurosurg 2000; 92: 1053-1055.

[5] Ichikawa T, Ohtani Y, Ishida J, et al. Hybrid microscopic-endoscopic surgery for craniopharyngioma in neurosurgical suite. World Neurosurg 2016; 85: 340-348.

[6] 市川智継，伊達　勲．周術期画像情報管理システムの導入．脳外速報 2011; 21: 304-9, 420-425.

[7] 市川智継，伊達　勲．脳神経外科を学びやすい手術室．新 NS NOW No.9，メジカルビュー社，2017, p122-133.

神经内镜手术硬件配置、摆台设计及围手术期管理

黑住和彦　伊達　勲　日本冈山大学大学院医齿药综合研究科脑神经外科学教授

神经内镜手术相关的患者体位、仪器器械的摆放，其目的都是让术者手术操作更自如。适合神经内镜手术处理的疾病包括脑室内病变、鞍区病变（以垂体瘤为代表）等，这类疾病对于围手术期颅内压控制范围、激素调整水平、电解质稳定程度都有严格要求。本章重点围绕上述要点进行阐述。

◉ 神经内镜的大体分类：软式内镜和硬式内镜

一般来说，临床常用的神经内镜分为软式内镜和硬式内镜两大类（图1）。

软式内镜又叫电子软镜，其成像原理为光学图像由最前端的微型CCD摄像头获取并转换为电子图像信号，该图像被很多玻璃导光纤维分割传递，最后再重新整合为完整图像（图1a）。电子软镜特别适合脑室内的手术操作，利用其前端的可动性，可以实现对脑室内多个方向进行观察，通过工作通道使用专用内镜器械（病理钳、单极电凝等）进行脑室内手术。电子软镜的经典手术包括第三脑室底造瘘术（endoscopic third ventriclostomy，ETV）、中脑导水管造瘘术、蛛网膜囊肿造瘘术、脑室内肿瘤活检术、脑室内肿瘤切除术（直径1cm以内）。

硬式内镜属于光学透镜，其图像比光纤成像更清晰，色彩还原度也更高（图1b）。正因为缺乏电子软镜柔软、灵活的特点，硬式内镜的成像路径是一条直线，所以硬式内镜更适合初学者熟悉上手。其短板也是因为其直线视角，脑室内活动空间小，操作受限，为追求观察角度而过度调整镜头位置，更容易造成皮层损伤。因此也配置了多种角度镜（30°、45°、70°、120°镜等）来扩展视野。

硬式内镜的适用范围包括经鼻鞍区为主颅底中线肿瘤（垂体瘤、颅咽管瘤、鞍结节脑膜瘤、脊索瘤、软骨瘤等）切除术、脑内或者脑室内肿瘤活检/切除术、单纯的第三脑室底造瘘术。

使用硬式内镜时，常需要固定臂来辅助，我们采用的是跟显示器一体化的EndoArm固定臂系统（Olympus，图1c），成像系统有最新的3D内镜、4K内镜（图1d）。

图1 软式内镜和硬式内镜

a：软式内镜（Olympus）
b：硬式内镜（KARL STORZ）
c：EndoArm固定臂系统（Olympus）
d：4K超高清成像系统

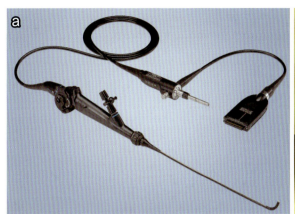
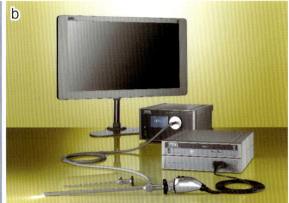
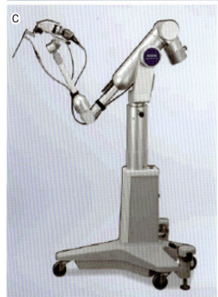

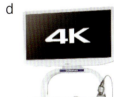
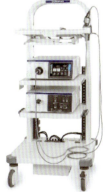
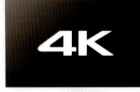
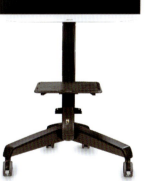
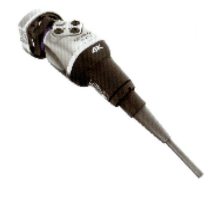

4K超高清成像系统   55英寸4K显示器   4K摄像头手柄

电子神经内镜下脑室内肿瘤切除及脑积水手术

软式内镜

本章重点介绍：如何利用电子软镜进行第三脑室底造瘘术（ETV）/中脑导水管成形术处理非交通性脑积水、如何进行电子软镜下脑室内肿物活检术，围绕上述手术的手术室术中摆台及围手术期管理。

▶ 手术室摆台配置

术者所在单位电子软镜手术居多，我们首先介绍电子软镜术中摆台配置。为了便于术者的手术操作，显示器和助手的位置应预先设定（图2）。术者立于患者头侧左侧，助手立于右侧。如果有多个显示器的情况，应以方便术者和助手观看为原则放置。有术中导航时，导航显示器放置位置要以满足术者在观看导航画面时不用刻意转动头部、身体为原则（图3a）。患者仰卧位，头正立并微含下颌于马蹄形头架上固定。术中、术后手术床上半身抬高，使皮层穿刺点位于最高点，这样可以最大限度地减少脑室内积气。

因为肿瘤或血肿压迫等原因引起脑室移位、变形，特别是遇到狭小脑室的情况，就需要借助神经导航进行脑室穿刺。笔者单位采用的是电磁导航StealthStation S7系统，使用该系统时不需要头部三翼钉固定，其导航指示棒前端柔软可弯曲，用其可实现脑室精准穿刺，该系统也适合于小儿患者（图3b）[1]。

图2　软式内镜手术的摆台配置、人员站位、显示器摆放

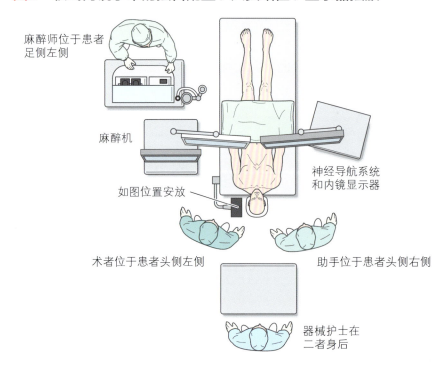

麻醉师位于患者足侧左侧

麻醉机

如图位置安放

神经导航系统和内镜显示器

术者位于患者头侧左侧　　　　助手位于患者头侧右侧

器械护士在二者身后

图3 电磁导航下脑室内肿瘤切除术或脑积水的内镜治疗手术

a：术中场景（助手用显示器、导航主显示器、内镜主显示器）
b：电磁导航S7系统

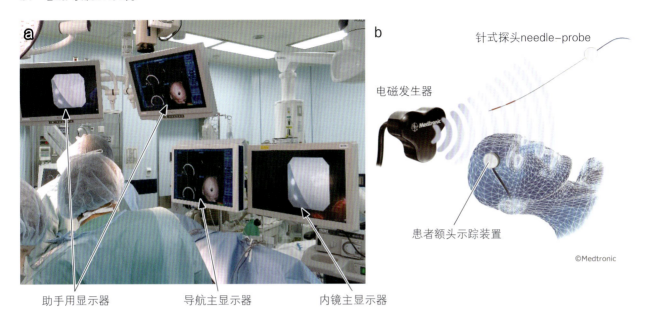

助手用显示器　　　　导航主显示器　　　　内镜主显示器

▶ 围手术期管理

术前管理

　　主要围绕脑积水的颅内压控制管理。术前可以通过每日2~3次甘油果糖200mL静脉滴注，床头抬高20°~30°来降低颅内压。如上述保守治疗无效，患者出现颅高压危象（Cushing反应，意识障碍），应立即转为急诊手术处理。术前影像学资料需要了解第三脑室底与基底动脉的解剖位置关系，并充分掌握基底动脉走行及基底动脉顶端位置。

术中管理

　　如果遇到术中出血，坚持用灌洗液持续冲洗止血。也可以用球囊局部压迫止血。如果遇到小动脉出血，务必保持内镜视野不动，灌洗通道通畅，同时让麻醉师控制性降压，再使用特殊电凝进行止血。

　　有些重度脑积水的患者，在行脑室穿刺时，随着脑脊液的释放，血压有可能随之急降，术前应提醒麻醉师做好应对准备。

　　关于减少颅内感染的措施：严格的无菌操作，尽量短的手术时间，减少头皮并发症（切口脑脊液漏等）。因为三翼钉固定导致帽状腱膜活动度降低而形成皮下空腔，缝合头皮时要注意骨孔的封闭、骨膜复位、头皮对层缝合。

术后管理

　　①发热

　　一般发生于术后1~3天，可以给予退热药改善症状。预防发热的方法推荐采用专门的人工脑脊液（ARTCEREB®）进行术中灌洗。

②脑膜炎

术前麻醉开始给予静脉抗生素，直至术后1~3天。

硬式内镜下脑室内/脑实质内肿瘤活检术、切除术

本章重点介绍：如何利用硬式内镜进行脑室内/脑实质内肿瘤活检术、切除术，以及围绕上述手术的手术室术中摆台及围手术期管理。

▶ 手术室摆台配置

术中主要使用硬式内镜操作，术前准备包括术前仔细的CT、MRI阅片，采用何种手术入路等都要经过充分研究探讨。要了解肿瘤确切的发生部位、主要的供血血管走行、想要达到的手术目的。

当肿瘤位于侧脑室前角、侧脑室体部，或者第三脑室内时，手术体位头位都为仰卧正立位，常规额角穿刺。当肿瘤位于侧脑室后角时，仰卧位同时肿瘤侧肩下垫高，偏头90°行后角穿刺。皮层穿刺鞘我们采用ViewSite™套装（图4a）。根据肿瘤的大小、质地、生长位置选用不同口径穿刺鞘。

同时使用神经导航和显微镜。导航系统多为光学导航，探针尾部装配红外线反射球。在患者头部安装导航标志单元（marker-unit）。发自此单元的红外线被红外摄像机采集后，与探针尾部反射球反射光相校对计算，追踪确定探针前端的准确位置。此为光学神经导航工作基本原理[2]。

按照笔者的手术习惯，助手及显示器的位置如图4b所示。当需要使用内镜固定臂EndoArm或者UniArm（图4c，三鹰光器出品）时，患者头位为仰卧正立位，颈部微屈曲，头部用三翼钉固定。皮切位置、头的屈曲角度都可在术前导航模拟中设计好。

▶ 围手术期管理

术前、术中管理可参考电子软镜手术部分。

术后管理

在前述电子软镜手术后管理基础上，补充术后出血、脑肿胀的预防策略。

①术后出血

脑室内肿瘤若有部分残留，术后出血发生率较高。术后早期CT确认是否有出血，另外血压管理也很关键。

②脑肿胀

甘油果糖200mL，每日2~3次，静脉滴注。

图4 硬式内镜下脑室内/脑实质内肿瘤活检术、切除术

a：ViewSite™套装
b：术中情形
c：UniArm（三鹰光器出品）固定臂

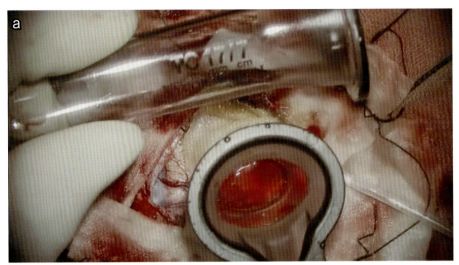

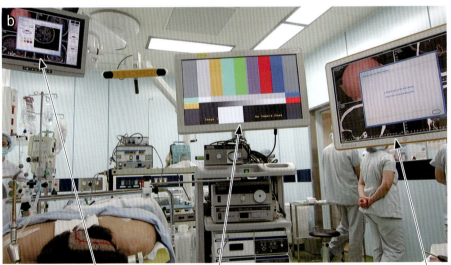

助手用显示器　　　　　内镜主显示器　　　　　导航显示器

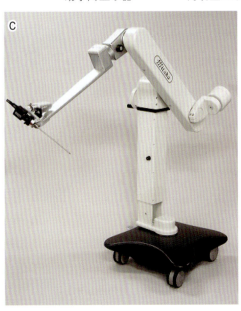

硬式内镜下鞍区肿瘤切除术的摆台配置及围手术期管理

▶ **手术室摆台配置**

笔者所在单位是借助固定臂持镜，术者双手操作（仅有一名术者称之为双手技术；一名术者+一名助手，称之为双人四手技术）。术者左前方放置固定臂（UniArm），器械护士位于患者左侧（图5），麻醉师及麻醉机位于患者左侧。内镜主显示器置于患者头侧，可稍稍偏左便于术者操作，以使身体姿势更舒适。我们使用的是有机EL显示器（SONY，图6a），该显示器比通常的液晶显示器色彩更真实、鲜艳，图像显示无延迟。助手位于术者身后，控制吸引器等动作（图6b）。患者取仰卧位，头抬高10°~15°，遇到术中静脉窦出血较多时，可通过进一步头高位来减少出血。因此，术前就应确认手术床是否能实现术中头高位调整。

图5 硬式内镜下鞍区肿瘤切除术的手术室摆台配置

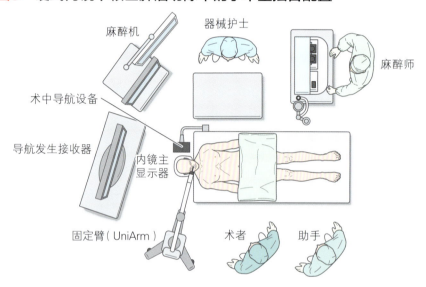

图6 硬式内镜下鞍区肿瘤切除术的显示器及手术设备摆放

a：有机EL显示器（SONY）

b：术中实景

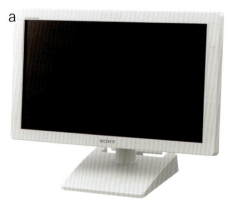

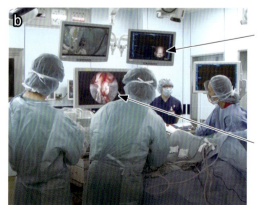

笔者所在单位配置的是电磁导航，磁场发生器在术野范围内制造出人工磁场，通过磁力感受器（patient tracker）来实时确认器械尖端解剖位置，以实现术中导航（图3b）。术前机器摆放简单，几分钟内即可完成。患者头部固定于马蹄形头圈内，前额粘贴头带式电磁导航定位器。定位器主要作用就是术中对导航位置的定位矫正，粘贴位置一般位于左前额。最近无创（non-invasive）导航定位器开始应用于临床，其粘贴后更不易从皮肤剥离脱落（图7a）。另外，对电磁干扰更小的钛合金内镜越来越多被采用（图7b）。

视觉诱发电位（visual evoked potential，VEP）作为术中视觉功能技术手段常规被使用。患者双眼粘贴高辉度LED视网膜刺激装置，枕部安置监测电极（针状皮层电极）。笔者建议提前安装好脑电双频指数（bispectral index）监视器这类设备。因为在使用电磁导航时，在进行导航注册（registration）前，尽量将刺激电极和监视器提前配置好，可以最小限度地减少对电磁导航的干扰，确保导航精准度。

同时使用VEP和电磁导航时，如果二者距离太近，VEP会产生干扰波。建议距离定位器粘贴位置相距20~25cm放置电磁发生器（emitter）比较好（图7c）[3]。弹性可弯曲（flexible）针状探针尖端搭载微型线圈，可以实现探针前端位置的实时导航。在切除深部肿瘤的手术中，可以实时把握脑组织深部神经解剖结构。

硬式内镜镜头的常用型号为：直径2.7mm 0°、30°、70°镜头；直径4mm 0°、30°、70°镜头。

图7 硬式内镜下鞍区肿瘤切除术的手术室摆台配置

a：无创导航定位器（non-invasive patient tracker）
b：钛材质鼻镜
c：电磁导航与VEP并用时，定位器和发生器相距20~25cm为理想距离

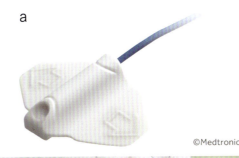

©Medtronic

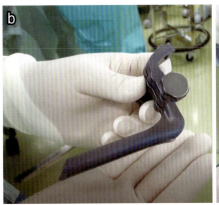

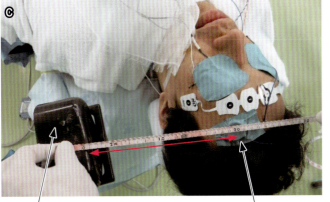

发生器　　　　　　　　　　　　定位器

▶ 围手术期管理

术前管理

根据血液检查结果，决定是否术前补充激素。

术中管理

术前给予氢化可的松（hydrocortisone）50~100mg静脉滴注。注意术中尿崩症的发生。注意脑脊液鼻漏的发生，可利用脂肪+筋膜+黏膜多层，进行鞍底重建。有时需要术后留置腰大池引流（spinal drainage）。

术后管理

术前给予氢化可的松50~100mg静脉滴注，术后次日清晨开始改为氢化可的松10mg口服。术后4~7天复查激素。一般临床经过需要一周时间，逐渐激素减量。

①尿崩症

术后，成人患者如果2h尿量超过500mL以上，尿比重低于1.005，就需要进行干预。一般血管升压素（vasopressin）2U皮下注射，或者口服醋酸去氨加压素弥凝片（desmopressin acetate）

②低钠血症

一般发生于术后4~5天。术后4~7天注意监测离子，如果发生低钠血症及时给予纠正。

③脑脊液鼻漏

如发生脑脊液鼻漏，应静卧减少活动，必要时行腰大池引流。脑脊液鼻漏持续时，积极行手术探查修补。

④鼻出血

请耳鼻喉科协助撤除鼻腔内填塞物（止血海绵等），鼻镜下止血，冲洗鼻腔。

○ 小结

　　本章重点介绍了神经内镜手术的摆台配置及围手术期管理。为了保证手术顺利且安全进行，严格的围手术期管理至关重要。希望我们的经验能给同行在实际工作中提供帮助。

开展神经内镜手术之前的知识储备

- 要了解软式内镜与硬式内镜的各自特点及应用范围。
- 为了术中过程安全平稳，要考虑好监视器、导航等设备的合理摆放位置。
- 术者自身要充分掌握围手术期管理相关知识。

参考文献

［1］黒住和彦，亀田雅博，高橋　悠，ほか．小児脳神経外科手術における磁場式ナビゲーションの有用性．小児の脳神経 2017; 42(1): 33-39.

［2］黒住和彦．脳神経外科手術における光学式と磁場式ナビゲーションとの使い分け．脳血管外科　手術器具&機器，メディカ出版，2017. p83-88.

［3］Kurozumi K, Kameda M, Ishida J, et al. Simultaneous combination of electromagnetic navigation with visual evoked potential in endoscopic transsphenoidal surgery: clinical experience and technical considerations. Acta Neurochirurgica 2017; 159（6）: 1043-1048.

神经内镜手术课外培训

石井雄道　日本东京慈惠会医科大学脑神经外科学副教授

◎ 开篇引言

　　神经内镜手术的最大特点就是，术者是看着监视器进行手术操作的。能达到熟练进行手眼分离操作之前，必须经过一段学习适应过程。与直视下手术操作不同，术者只能从监视器画面来获得实际解剖空间结构的相关情报，只有在逐渐养成手眼分离、手眼协调的习惯后，手技才会随之不断精进。另外，内镜手术的操作空间狭窄且深在，邻近神经血管组织的任何误操作都会带来灾难性的后果。因此，术者不但要熟悉手术解剖，更需要足够的操作训练。除了手术实战外，手术之外的课外练习也很重要。本章节着重介绍神经内镜手术练习培训的相关内容。

◎ 神经内镜专业医师认定机制

　　从2007年开始，日本神经外科学界开始倡导神经内镜手术标准化，建立专业神经内镜医师认定考核制度。从那年开始，日本神经内镜学会开始在全日本范围内主办并召开培训班，逐步普及神经内镜的使用方法及硬件知识等，举办多次学习班教授硬式内镜、软式内镜的手术操作。由当时日本国内内镜手术高手担任讲师，亲自讲解示教。学习班不但面向内镜初学者，更有特设的内镜高级班课程，目的是帮助已经开展内镜手术的医生们进一步提升精进手术技巧。

◎ 模型道具辅助下的手术训练

　　利用一些模型（模拟真实手术情景）进行内镜手术训练，对于真正手术实战非常有帮助。

　　学习内镜下脑室内手术，我们经常会采用第三脑室底开窗术专用模型进行练习（图1）。模型内部先充满水，学员在完全水环境下练习并熟悉电子软镜操作和球囊开窗等动作要领。经额角穿刺进入侧脑室，经过室间孔进入第三脑室，内镜下确认好第三脑室底结构后，操作球囊进行开窗。整个手术操作完全可以通过此模型完成，这对于脑室内镜初学者和已经上手者的手技提高都有帮助。

　　目前有两款模型可用于进行经鼻手术训练。一款是Surgetrainor研发售卖的"内镜下经鼻手术练习用模型"，该模型的特点是鼻黏膜的触感、鼻旁窦骨质的厚度都非常接近实际尸头，非常适合用来练习鼻黏膜瓣的制备，蝶窦、筛窦开放的手术操作。另一款是大野兴业出品的"KEZLEX经鼻内镜手术用模型（图2）"。KEZLEX模型用来练习磨除颞骨、颅底骨质手术操作，可以让练习者在使用磨钻时体验到和真正手术时一样磨除骨质的感觉。利用经鼻手术练习用模型，练习者可以体验在鼻腔狭小空间下进行骨质磨除的操作过程。在此模型基础上还开发了"颈内动脉损伤内镜手术练习用模型"（图3）[1]。虽然在临床实际中很少发生颈内动脉损伤的情况，但一旦遭遇且处理不当，势必危及患者生命。在此模型上预先体验处理流程，对于手术安全大有益处。另外，也有报道在尸体解剖标本上练习处理颈内动脉损伤流程的实例[2, 3]。

图1　第三脑室底开窗术专用模型（KEZLEX，大野兴业）

模型内部先充满水，学员在完全水环境下，辨认第三脑室底解剖结构，练习并熟悉电子软镜操作和球囊开窗等动作要领

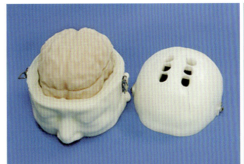
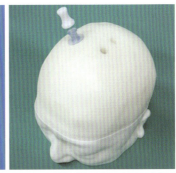
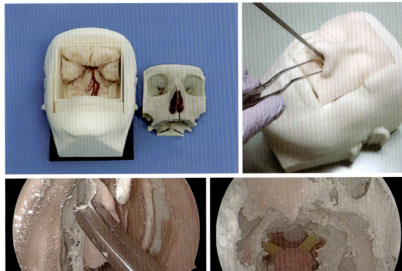

（上述照片转载已得到许可）

图2　KEZLEX经鼻内镜手术用模型（KEZLEX，大野兴业）

满足内镜下鼻腔内操作、鼻颅底入路、磨除颅底骨质的操作练习

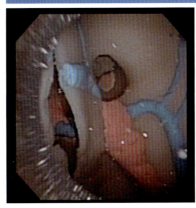
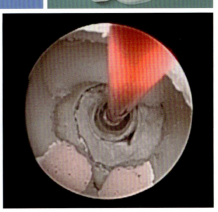

（上述照片转载已得到许可）

近年来，业内逐渐提倡术中进行鞍底硬膜缝合，借此减少脑脊液鼻漏的发生。没有足够的专业训练，就试图在狭小深在的空间里自如地完成硬膜缝合，此想法是不现实的。为此，笔者特意设计研发了适用于在内镜下进行鞍底硬膜缝合的训练用模型（图4）。该模型通过透明鞘筒结合颌面模型两部分，最大限度地再现经鼻内镜下的术野环境。鼻孔设计了进镜子和手术器械专用通道，方便初学者摆脱镜子和器械相互干扰的情况。采用工业用内镜作为观察镜系统（结构简单），镜头可以固定于练习台且随意调整位置，可以让练习者不受场地限制，只要有一个桌子，就可就地进行手术练习。利用此模型，练习者不但可进行缝合训练，还可在内镜下体会手术微操作，逐渐养成手眼分离的内镜手术习惯，逐步达到手眼协调（hand-eye-coordination）。

图3　颈内动脉损伤内镜手术练习用模型（KEZLEX，大野兴业）

通过输入管路注入红色液体，来模仿术中颈内动脉损伤场景，让学员体会应对血管损伤的处理流程

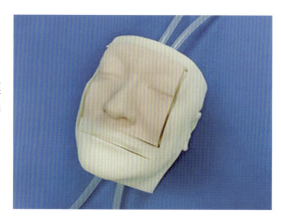

（上述照片转载已得到许可）

图4　经鼻内镜下鞍底硬膜缝合训练用模型（笔者设计）

颌面模型结合透明鞘筒构成桶状术野，工业用观察镜连接监视器。不受场所限制，可自由练习缝合操作。此模型已经被广泛应用于全日本各地召开的内镜鼻颅底学习班教学中

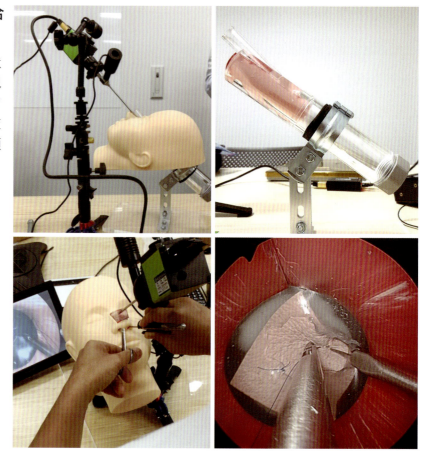

术中解剖学习训练

通过尸头解剖标本学习，学员可以更好地了解真正的术中解剖。在由日本千叶大学神经外科主办的"千叶神经内镜实习学习班"上，使用的是新鲜冰冻尸头标本进行手术示教、解剖演示，此标本可提供最接近手术实际的解剖环境，让学员有亲临实际手术的感觉。利用尸头进行手术解剖训练不但可磨炼手技，更可增进术者对于手术解剖的理解，进一步提高手术安全性。实习课程内容囊括神经内镜手术基本操作（脑室镜手术入路、经鼻手术入路、经鼻颅底手术入路），课程考核合格者可获得日本神经内镜学会颁发的神经内镜手术资格认定证书。学员可以了解从基本的经鼻手术入路开始，到复杂的鼻颅底扩大经鼻入路、颅底重建等全方面内镜鼻颅底手术知识（图5）。

图5　新鲜冰冻尸头标本的内镜下鼻颅底解剖实景

学员在尸头标本上按实际手术过程进行操作，可以掌握鼻颅底手术入路的正常解剖结构

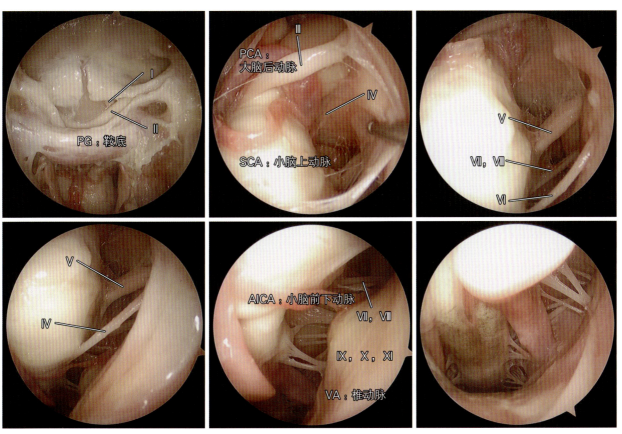

（第11届千叶神经内镜实习学习班照片，转载已得到许可）

利用虚拟影像学习手术解剖

专业医生的日常临床能力训练还包括，通过整合术前CT、MRI等影像学资料，在脑海中形成肿瘤的立体空间位置，正确预判肿瘤生长方向，逐步养成空间想象能力。随着手术例数的不断增加、术前影像判断与术中实际解剖的相互验证，经验丰富的术者单靠术前阅片就能大体估计实际手术难度。此能力的养成速度因人而异。根据笔者自身经验，经历50例手术可初步形成大体手术概念，积累100例手术经验后，术前即可预想出可能遇到的诸多手术细节。

单凭术者一个人，要想短期内迅速积累大量病例经验，这非常难以实现。术者可以利用术中导航提前设计合适的手术入路，根据3D重建数据进行3D打印，制作解剖模型，通过在模型上的模拟手术练习来积累经验。通过此方法即使在病例数较少的情况下，也能较快增长经验值[4-6]。最近VR（virtual reality）手术虚拟体验装置问世，此装置原理是将实际手术数据进行3D重建，术者（佩戴3D眼镜）可以自由地对眼前的3D图像进行旋转、剪切、部分抹除等操作，在一定程度上模拟手术操作，体会手术感觉。此装置也可模拟病变进展情况，让术者更好地把握病变与周围正常组织的解剖关系。在耳鼻喉科领域，鼻旁窦手术中解剖变异多发，术者可以通过VR虚拟术中解剖，更好地把握鼻窦内部立体结构。有报道称，预先进行VR虚拟手术练习，有助于提高手术安全性和成功率[7]。神经外科领域也逐步引进VR虚拟手术练习设备，来对年轻医生进行操作技能培训。通过VR眼镜或者3D眼镜再现实际手术情景，从培训年轻医生基本手术操作，到模拟高难度手术操作，已收到很多教学反馈好评[8]。

章末结束语

本章节内容主要围绕神经内镜手术的课余自我训练，在实战手术机会不多的情况下，如何通过其他手术训练方式提高手眼协调能力。除了利用上述各种医学手术模型（各种颅脑模型）、多参加尸头解剖学习班等方法提高外，近年来兴起的VR手术虚拟训练也极具实用价值。

本章总结

- 合理利用医学解剖模型，熟悉手术流程及基本手术操作。
- 尽量多参加各种学习班，从内镜高手身上学习手术技术。
- 即使临床病例较少，也可利用术中导航数据重建3D图像，进行3D打印，术前术后模拟手术操作。

参考文献

[1] Muto J, Carrau RL, Oyama K, et al. Training model for control of an internal carotid artery injury during transsphenoidal surgery. Laryngoscope 2017; 127: 38-43.

[2] Ciporen JN, Lucke-Wold B, Mendez G, et al. Endoscopic Management of Cavernous Carotid Surgical Complications: Evaluation of a Simulated Perfusion Model. World Neurosurg 2017; 98: 388-396.

[3] Shen J, Hur K, Zhang Z, et al. Objective Validation of Perfusion-Based Human Cadaveric Simulation Training Model for Management of Internal Carotid Artery Injury in Endoscopic Endonasal Sinus and Skull Base Surgery. Oper Neurosurg 2018; 15: 231-238.

[4] Agbetoba A, Luong A, Siow JK, et al. Educational utility of advanced three-dimensional virtual imaging in evaluating the anatomical configuration of the frontal recess. Int Forum Allergy Rhinol 2017; 7: 143-148.

[5] Wen G, Cong Z, Liu K, et al. A practical 3D printed simulator for endoscopic endonasal transsphenoidal surgery to improve basic operational skills. Childs Nerv Syst. 2016; 32: 1109-1116.

[6] Hsieh TY, Cervenka B, Dedhia R, et al. Assessment of a Patient-Specific, 3-Dimensionally Printed Endoscopic Sinus and Skull Base Surgical Model. JAMA Otolaryngol Head Neck Surg 2018; 144: 574-579.

[7] Varshney R, Frenkiel S, Nguyen LH, et al. National Research Council Canada. Development of the McGill simulator for endoscopic sinus surgery: a new high-fidelity virtual reality simulator for endoscopic sinus surgery. Am J Rhinol Allergy 2014; 28: 330-334.

[8] Pelargos PE, Nagasawa DT, Lagman C, et al. Utilizing virtual and augmented reality for educational and clinical enhancements in neurosurgery. J Clin Neurosci 2017; 35: 1-4.

神经内镜手术相关解剖 脑室系统解剖

喜多大辅 日本横滨荣共济医院脑卒中诊疗科·脑神经外科部长

◎ 开篇引言

脑室内镜手术适合处理脑室内病变，因其特殊形态和立体空间结构特点，脑室内解剖一直是临床教学的难点。另外在脑出血、室管膜炎等病理条件下，脑室正常结构缺失，在脑室内手术过程中术者常会迷失方向。

本章节重点介绍脑室内镜下处理脑室内病变的相关手术知识，讲解脑室内经典的解剖标志和重要结构，比如光滑的脑室壁由何种成分构成，脑室壁的另一侧是何解剖结构，这些内容都有助于帮助术者制定出安全性更高的手术治疗方案。

◎ 侧脑室解剖

▶ 肉眼大体观（图1、图2）

侧脑室分为5个区域：前角（额角）、体部、三角区、后角（枕角）、下角（颞角）（图1）。脑室壁是由具有纤毛结构的室管膜上皮细胞构成的，光滑且具有光泽。

侧脑室上壁形态类似天穹，呈向上圆形凸顶，可以理解为丘脑（thalamus）被脑室壁从上方向下整个包绕（图2）。丘脑被外侧的尾状核（caudate nucleus）和内侧的穹隆（fornix）夹在中间。上述结构又构成了侧脑室的侧壁和下壁。在侧脑室下角，尾状核延续为杏仁核（amygdala），穹隆延续为海马（hippocampus）。胼胝体（corpus callosum）和视放射（optic radiation）等深部大脑白质纤维构成侧脑室上壁的中间部分。透明隔（septum pellucidum）分隔两侧侧脑室。

▶ 前角（frontal horn，图5a）

Monro孔（foramen Monro）前方区域为脑室前角。上前壁为胼胝体膝部（gene of corpus callosum），下方为胼胝体吻部/胼胝体嘴（rostrum of corpus callosum），内侧面是透明隔，外侧面是尾状核头部（head of caudate nucleus）（图3a）。脑室内结构有来自内侧面的前透明隔静脉（anterior septal vein）和来自外侧面的尾状核前静脉（anterior caudate vein），二者均向室间孔（Monro孔）回流。

▶ Monro孔（foramen Monro，图5b）

Monro孔是脑室内最明显的解剖标志。Monro孔的前内侧缘逐渐延续为穹隆。与室间孔位置相对的侧脑室外侧解剖结构是内囊膝部（genu of internal capsule，图4）。

Monro孔的后缘是沿侧脑室体部走行的脉络丛（choroid plexus）结构，其外侧的丘纹静脉（thalamostriate vein）和内侧的透明隔静脉合流后，穿过室间孔汇合后形成大脑内静脉（internal cerebral vein）。大脑内静脉和丘纹静脉在侧位像显示两者的相汇处形成一个角度，称静脉角（venous angle），一般为30°，可作为脑血管造影DSA时，指示室间孔位置的解剖标志。临床偶有左右侧搞混，脑室额角穿刺已经完成的情况发生。丘纹静脉越发达，越容易在室管膜层下长程潜行，直至贴近Monro孔才移行至表层，脉络丛常向丘纹静脉方向骑跨上抬。上述结构虽然可作为脑室内解剖标识，但变异常见。如果遇到解剖辨认不清，术中操作困难时，应及时重新确认左右侧，再次定位。

▶ 体部（body，图5c）

侧脑室体部是指Monro孔后缘向后一直到透明隔结构结束（胼胝体和穹隆结合处）这部分区域。侧脑室体部的底面结构：正中为脉络丛，中线侧为穹隆，外侧为丘脑（图2a，图3b，图4）。脑室体部沿着丘脑向后外侧转角，顺势接续为侧脑室三角区。慢性脑积水患者经常会看到透明隔穿孔。另外，临床也常见两侧透明隔中间存在透明隔腔（cavum septum pellucidum），又称第五脑室或透明隔囊肿。

图1 侧脑室分为5个区域

前角（anterior horn）、体部（body）、三角区（atrium）、后角（posterior horn）、下角（inferior horn）

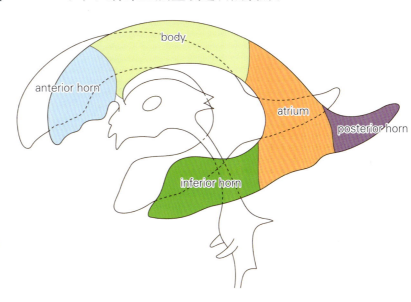

图2 侧脑室的结构组成[1, 2, 5]

a：上面观
b：前方观
橙色：丘脑（thalamus）
绿色：尾状核（caudate nucleus）、头部（head）、杏仁核（amygdala）
紫色：穹隆（fornix）、乳头体（mamillary body）、海马（hippocampus）
红色：胼胝体压部（splenium of corpus callosum）、胼胝体壁板（tapetum corporis）、胼胝体主钳（forceps major of corpus callosum）
黄色：视放射（optic radiation）、透明隔（septum pellucidum）

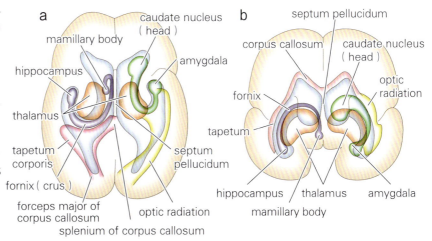

▶ 三角区（atrium）和脑室后角（posterior horn，图5d）

侧脑室体部向下角和后角移行区域成为三角区，解剖学位置相当于顶叶、颞叶、枕叶结合部深部。上外侧壁是胼胝体压部（splenium of corpus callosum，图2a，图3c）。后角是侧脑室凸向枕叶内部的部分，大小、形态存在个体差异。内侧壁可以看到上下两个隆起，上者相当于胼胝体隆起形成的胼胝体球部（bulbs of corpus callosum），下者是距状沟折返形成的禽距（calcar avis）。下壁是枕叶侧副沟折返形成的侧腹三角（collateral trigone）隆起。上外侧壁被胼胝体发出的纤维形成的膜状层或者胼胝体毯（tapetum）覆盖（图3c）。

▶ 下角（inferior horn）

侧脑室下角位于丘脑后极丘脑枕（pulvinar）的下前方区域。丘脑被尾状核和穹隆包裹于内，尾状核接续杏仁核构成上壁，穹隆延续为海马（hippocampus）构成下壁。外侧壁是由胼胝体发出的纤维形成的膜状层或者胼胝体毯构成（图2a、b，图3d）。内侧有指示环池位置的脉络点（choroidal point），颈内动脉发出脉络膜前动脉从此处穿通进入脑室（图5e）。

图3　侧脑室冠状断面[1]

冠状断面，从前向后视角观察侧脑室前角（a）、体部（b）、（右侧）三角区（c）、（右侧）下角（d）

a：前角（anterior horn）：胼胝体膝部（genu of corpus callosum genu）、尾状核头（head of caudate nucleus）、胼胝体嘴（rostrum of corpus callosum）

b：体部（body）：胼胝体体部（body of corpus callosum）、尾状核（caudate nucleus）、丘脑（thalamus）、穹隆（fornix）

c：三角区（atrium）：胼胝体主钳（forceps major of corpus callosum）、胼胝体球部（bulbs of corpus callosum）、禽距（calcar avis）、侧腹三角（collateral trigone）、膜状层或者胼胝体毯（tapetum）

d：下角（inferior horn）：尾状核（caudate nucleus）、丘脑（thalamus）、海马伞（fimbria of hippocampus）、海马（hippocampus）、侧副沟（collateral sulcus）、膜状层或者胼胝体毯（tapetum）

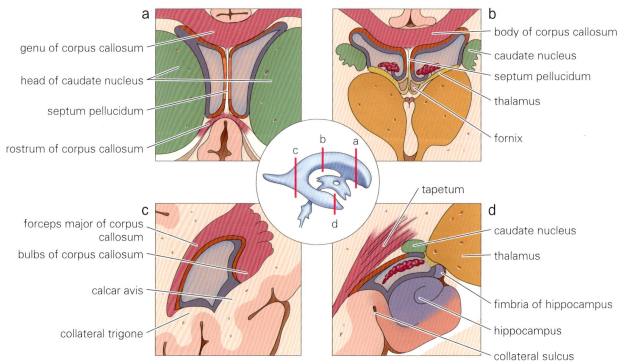

a
genu of corpus callosum
head of caudate nucleus
septum pellucidum
rostrum of corpus callosum

b
body of corpus callosum
caudate nucleus
septum pellucidum
thalamus
fornix

c
forceps major of corpus callosum
bulbs of corpus callosum
calcar avis
collateral trigone

d
tapetum
caudate nucleus
thalamus
fimbria of hippocampus
hippocampus
collateral sulcus

图4　侧脑室同内囊的关系[1]

内囊前脚与侧脑室之间隔着尾状核，内囊后脚与侧脑室之间隔着丘脑，内囊膝部在室间孔附近接近侧脑室

示意图是去除右侧脉络丛+穹隆体后，透视大脑内静脉在内的第三脑室顶盖（中间帆）等解剖结构

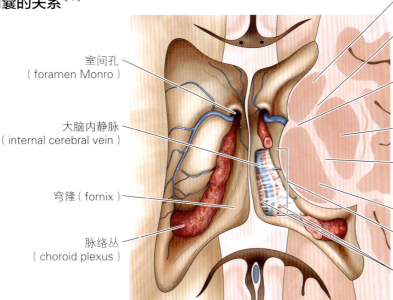

尾状核（caudate nucleus）
内囊前脚（anterior limb of internal capsule）
内囊膝部（genu of internal capsule）
苍白球（lentiform nucleus）
内囊后脚（posterior limb of internal capsule）
丘脑（thalamus）
中间帆（velum interpostitum）
脉络膜中后动脉（medial posterior choroidal artery）
室间孔（foramen Monro）
大脑内静脉（internal cerebral vein）
穹隆（fornix）
脉络丛（choroid plexus）

图5　侧脑室内镜下解剖

右侧脑室前角穿刺前角（a）、Monro孔（b）、体部（c）、体部—三角区（d）、颞叶颞角（下角）穿刺（e，图片由金泽大学脑神经外科林康彦副教授提供）

①尾状核前静脉（anterior caudate vein）
②透明隔前静脉（anterior septal vein）
③丘纹静脉（thalamostriate vein）
④尾状核头（head of caudate nucleus）
⑤穹隆（fornix）
⑥丘脑（thalamus）
⑦透明隔（septum pellucidum）
⑧胼胝体（corpus callosum）
⑨海马（hippocumpus）
⑩海马钩（uncus）
⑪脉络丛（choroid plexus）
⑫脉络点（choroidal point）

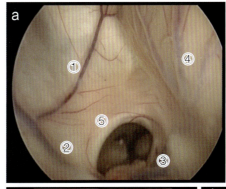
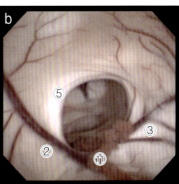
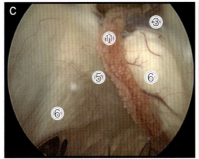
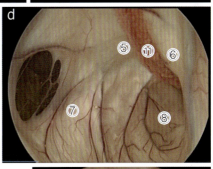
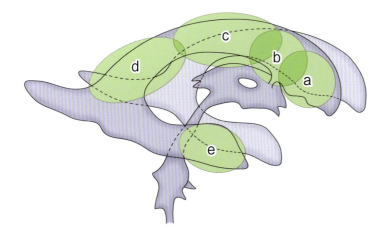
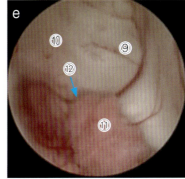

▶ 肉眼大体观（图6a、b）

脉络丛、大脑内静脉走行在第三脑室顶壁，大脑前动脉、视交叉位于第三脑室前壁之前，第三脑室底就是真正的底部，中脑导水管的后方是第三脑室后壁。丘脑和下丘脑构成第三脑室侧壁。图6b是从前壁移行的后壁的模式图，图7是内镜下解剖实景。

▶ 三脑室顶壁（roof）

从Monro孔到松果体隐窝这部分区域是第三脑室顶壁。矢状位从上而下结构组成为最上方的穹隆、血管层（vascular layer）组成的中间帆（velum interpositum）、最下方的脉络丛。中间帆是独立于第三脑室里的独立空间，大脑内静脉（internal cerebral vein）、脉络丛后内动脉（medial posterior choroidal artery）走行其中（图4）。来自Monro孔的两条脉络丛，左右走行于第三脑室顶壁，并向后壁方向延伸。

▶ 第三脑室前壁（anterior wall）

Monro孔之前的区域，矢状位从上而下结构组成为前联合（anterior commissure）、终板（lamina terminalis）、视交叉（optic chiasma）。终板外侧有大脑前动脉（anterior cerebral artery）走行。终板造瘘可以实现第三脑室和基底池（basal cistern）贯通开放。

▶ 第三脑室底（floor）

视交叉后方，略微泛红的区域是漏斗隐窝（infundibulum recess），向下延续为神经垂体（neurohypophysis）即垂体柄（pituitary stalk）。漏斗隐窝后方是下丘脑灰质聚集而成的灰结节（tuber cinereum）。脑积水患者灰结节常会变菲薄，此区域即第三脑室底造瘘部位。灰结节后方是两侧穹隆前端即乳头体结构（mamillary body）。乳头体的后方是中脑被盖（tegmentum of midbrain），被盖后方是中脑导水管（cerebral aqueduct）开口。

▶ 第三脑室后壁（posterior wall）

中脑导水管后方区域为第三脑室后壁。矢状位从前向后组织结构依次为：后联合（posterior commissure）、松果体隐窝（pineal recess）、缰联合（habenula commissure）、松果体上隐窝（suprapineal recess）。

▶ 第三脑室侧壁（lateral wall）

第三脑室侧壁由丘脑下1/2和下丘脑（hypothalamus）上1/2共同组成。下丘脑沟（hypothalamic sulcus）是二者解剖分界线。两侧丘脑之间有丘脑间联合（interthalamic adhesion），也称中间块（massa intermedia），连接两侧丘脑，临床也可见中间块先天缺失情况。

图6 第三脑室解剖

a：矢状断面

b：内镜下解剖手绘示意图，显示顺序为第三脑室前壁—第三脑室底—第三脑室后壁

第三脑室顶壁

① 穹隆（fornix）

② 中间帆（velum interpositum）

③ 脉络丛（choroid plexus）

第三脑室前壁（anterior wall）

④ 前联合（anterior commissure）

⑤ 终板（lamina terminalis）

⑥ 视交叉（optic chiasma）

第三脑室底（floor）

⑦ 漏斗隐窝（infundibular recess）

⑧ 灰结节（tuber cinereum）

⑨ 乳头体（mamillary body）

⑩ 中脑被盖（tegmentum of midbrain）

⑪ 中脑导水管（cerebral aqueduct）

第三脑室后壁（posterior wall）

⑫ 后联合（posterior commissure）

⑬ 松果体（pineal body）

⑭ 松果体隐窝（pineal recess）

⑮ 缰联合（habenula commissure）

⑯ 松果体上隐窝（suprapineal recess）

第三脑室侧壁（lateral wall）

⑰ 丘脑（thalamus）

⑱ 丘脑间联合（interthalamic adhesion）也称中间块（massa intermedia）

⑲ 下丘脑沟（hypothalamic sulcus）

⑳ 下丘脑（hypothalamus）

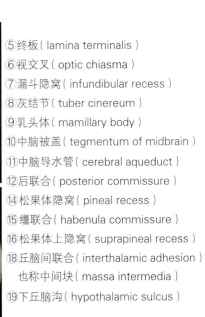

图7 内镜下第三脑室解剖

从第三脑室底前方向后方依次观察（a~d）

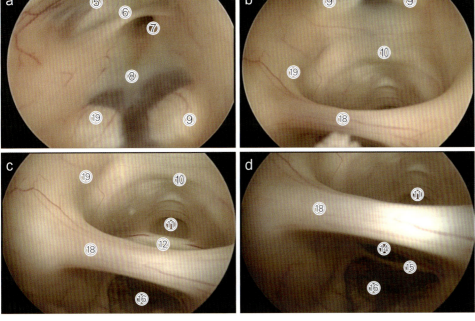

⑤ 终板（lamina terminalis）

⑥ 视交叉（optic chiasma）

⑦ 漏斗隐窝（infundibular recess）

⑧ 灰结节（tuber cinereum）

⑨ 乳头体（mamillary body）

⑩ 中脑被盖（tegmentum of midbrain）

⑪ 中脑导水管（cerebral aqueduct）

⑫ 后联合（posterior commissure）

⑭ 松果体隐窝（pineal recess）

⑮ 缰联合（habenula commissure）

⑯ 松果体上隐窝（suprapineal recess）

⑱ 丘脑间联合（interthalamic adhesion）也称中间块（massa intermedia）

⑲ 下丘脑沟（hypothalamic sulcus）

◎ 中脑导水管（aqueduct，图10a）

　　成人中脑导水管长度约为15mm。如果将腹侧作为三角形顶点，背侧作为三角形两边，导水管开口（adytum）则呈等腰三角形。脑积水患者，导水管开口呈椭圆形扩张。本章节以图文方式详述室底造瘘术、中脑导水管成形术、四叠体区肿瘤活检/切除术等。导水管背侧是四叠体板层（quadrigeminal plate），相对应上丘（superior colliculus）、下丘（inferior colliculus）水平，导水管内部自然形成两处狭窄[7]。应特别注意的是，上丘被盖侧藏有动眼神经核和内侧纵束（medial longitudinal fasciculus），下丘水平有滑车神经核深在，内镜操作时务必轻柔，避免损伤上述结构（图8a、d、e）。

◎ 第四脑室（图10b）

▶ 肉眼大体观（图8）

　　第四脑室顶（roof）是由小脑腹侧构成的，第四脑室底（floor）为脑干背侧。矢状位观，第四脑室呈一个三角形，顶点在小脑腹侧。头侧接中脑导水管，尾侧延续为脊髓中央管。第四脑室通过左右侧孔（Luschka孔）与环池相通，通过正中孔（Magendie孔）与枕大池相通。

▶ 第四脑室顶（roof）

　　第四脑室顶（fastigium）由上髓帆（superior medullary velum）和下髓帆（inferior medullary velum）相互搭建而成，形如帐篷（图8a）。脉络丛紧贴下髓帆悬吊于第四脑室顶，穿过左右侧孔（Luschka孔）与正中孔（Magendie孔），向周围脑池延伸（图8b）。

▶ 第四脑室底（floor）

　　第四脑室底呈四边菱形，故又称菱形窝（rhomboid fossa），以髓纹（striae medullares）为界，上2/3为脑桥背面，下1/3为延髓背面（图8c）。

　　正中沟（medial sulcus）被左右两侧的内侧隆起（medial eminence）夹持着。内侧隆起的头端膨大隆起部位是面神经丘（facial colliculus），面神经纤维包绕外展神经核深藏于此。内侧隆起足侧的延髓背侧逐渐转变为长边三角形，形成舌下神经三角（hypoglossal triangle），舌下神经核深藏于此。

　　内侧隆起外侧即界沟（sulcus limitans），界沟外侧是前庭三角（vestibular area），下藏前庭神经核。前庭三角经过外侧隐窝（lateral recess）逐渐移行成为面神经进入脑干。菱形窝的下端最狭窄部位形如笔尖，因此也被称为写翮（calamus scriptorius），其最下尖端称为闩（obex）。这个部位的延髓背侧是缺乏血脑屏障的最后野（area postrema），也是化学性呕吐中枢所在。

图8　中脑导水管、第四脑室[2, 7]

a：矢状断面

b：除去上髓帆和小脑，第四脑室背侧观

c：第四脑室底［菱形窝（rhomboin fossa）］

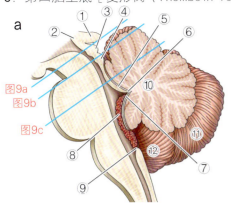
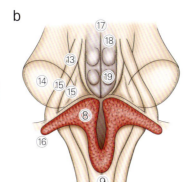
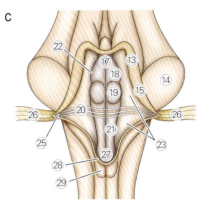

①松果体（pineal body）
②后联合（posterior commissure）
③上丘（superior colliculus）
④下丘（inferior colliculus）
⑤上髓帆（superior medullary velum）
⑥室顶（fastigium）
⑦下髓帆（inferior medullary velum）
⑧脉络丛（choroid plexus）
⑨正中孔（Magendie孔）
⑩小脑蚓部（cerebellar vermis）
⑪小脑半球（cerebellar hemisphere）
　中脑导水管（cerebral aqueduct）
⑫小脑扁桃（tonsil）

⑬小脑上脚（superior cerebellar peduncle）
⑭小脑中脚（middle cerebellar peduncle）
⑮小脑下脚（inferior cerebellar peduncle）
⑯第四脑室外侧孔（Luschka孔）
⑰正中沟（medial sulcus）
⑱内侧隆起（medial eminence）
⑲面神经丘（facial colliculus）

⑳髓纹（striae medullares）
㉑舌下神经三角（hypoglossal triangle）
㉒界沟（sulcus limitans）
㉓前庭三角（vestibular area）
㉔听结节（acoustic tubercle）
㉕外侧隐窝（lateral recess）
㉖面、听神经（Ⅶ、Ⅷ）
㉗最后野（area postrema）
㉘写翮（calamus scriptorius）
㉙闩（obex）

图9　图8不同断面支配眼外肌神经核团位置[3]

a：上丘（动眼神经核）断面　b：下丘（滑车神经核）断面　c：面神经丘（外展神经核）断面

a：动眼神经复合体（oculomotor nucleus complex）、眼睑提肌（levator palpebrae superioris）、动眼神经副核即Edinger-Westphal核（Edinger-Westphal nucleus）、内侧纵束（median longitudinal fasciculus，MLF）

b：滑车神经核（trochlear nucleus）

c：外展神经核（abducens nucleus）、面神经核（facial nucleus）

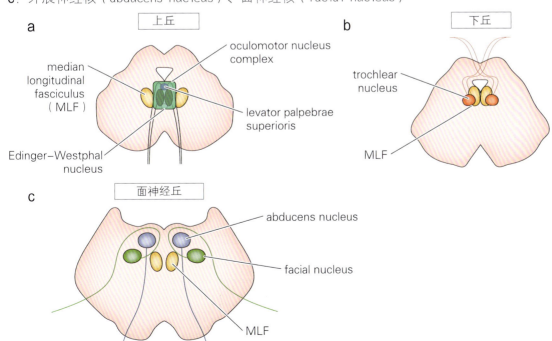

图10 内镜视角观察中脑导水管、第四脑室

a：中脑导水管入口

①中脑导水管（aqueduct）

②后联合（posterior commissure）

b：第四脑室内镜管

③正中沟（medial sulcus）

④内侧隆起（medial eminence）

⑤面神经丘（facial colliculus）上髓帆

⑥正中孔（Magendie孔）

⑦脉络丛（choroid plexus）附着于下髓帆（inferior medullary velum）

⑧外侧隐窝（lateral recess）——第四脑室外侧孔（Luschka孔）

⑨室顶（fastigium）

⑩上髓帆（superior medullary velum）

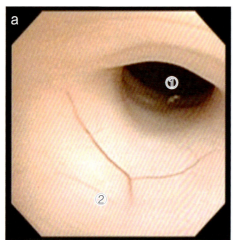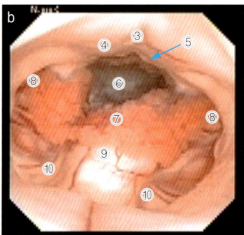

本章总结

- 掌握侧脑室内关键解剖结构：丘脑、穹隆、尾状核之间的空间位置关系。穹隆构成 Monro孔内侧部分，Monro孔外侧是内囊膝部。脑室左右侧务必确认准确。
- 掌握第三脑室内关键解剖结构：第三脑室顶是由穹隆、脉管层（中间帆）、脉络丛3层结构构成的。能进行造瘘操作来沟通脑池的部位是终板和灰结节。
- 上、下丘是中脑导水管天然存在的生理性狭窄区域。上述部位藏有动眼神经核、滑车神经核，手术操作务必轻柔。
- 掌握第四脑室内关键解剖结构：脉络丛附着于其上的下髓帆，第四脑室底以髓纹划分脑桥部和延髓部，诸多解剖隆起与相应脑神经核关系密切。

参考文献

[1] Albert L, Rohton Jr. The supratentrial cranial space: microsurgical anatomy and surgical approaches. Chapter 5, The lateral and third ventricles. Neurosurgery 2002; 51 (supple 1) : 207-242.

[2] 宜保浩彦，外間政信，大沢道彦，小林重明 . 臨床のための脳局所解剖学 , 中外医学社 , 2000.

[3] 後藤文雄，天野隆弘 . 臨床のための神経機能解剖学 , 中外医学社 , 1992.

[4] 岡　秀宏，河島雅到，清水　曉，ほか . 脈絡裂（choroidal fissure）近傍の手術に必要な微小外科解剖 . 脳外誌 2012; 21: 618-624.

[5] 渡邉　督，永谷哲也，齋藤　清 . 脳室内および脳室近傍腫瘍に必要な内視鏡手術解剖 . 脳外誌 2013; 22: 340-348.

[6] 西山健一，藤井幸彦 . 水頭症内視鏡に必要な解剖と知識 . 脳外誌 2013; 22: 349-356.

[7] Longatti P1, Fiorindi A, Perin A, et al. Endoscopic anatomy of the cerebral aqueduct. Neurosurgery 2007 Sep; 61（Suppl 3）: 1-5.

神经内镜手术相关解剖 鞍区、颅底解剖

鳄渊昌彦　日本札幌医科大学脑神经外科副教授

◉ 开篇引言

　　经鼻蝶手术切除范围在逐渐扩大，从矢状面看向前到达颅前窝底，向后至整个斜坡。从冠状面看，最外侧可处理侵袭翼腭窝–岩骨尖的肿瘤。因此鼻颅底手术的概念已经逐步形成。本章节围绕鼻颅底手术相关的解剖进行详述，大体分为鼻腔、蝶窦–翼腭窝、硬膜下解剖三部分。关于颈内动脉的分段我们采用Fisher分类法，本章节一部分插图转载自*Photo-Atlas of Skull Base Dissection*[1, 3]。

◉ 鼻腔解剖

▶ 鼻中隔骨性结构

　　鼻中隔是由腹侧（前方）的鼻中隔软骨、背侧（后方）的犁骨、颅底（上方）的筛骨垂直板组成。各自由软骨骨膜，骨膜覆盖和骨膜上方再由鼻黏膜覆盖（图1a）。位于鼻中隔前方的鼻中隔软骨向后方延续，融合进入筛骨垂直板与犁骨之间，形成鼻中隔软骨后突（图1b）[2]。在新生儿期，鼻中隔软骨和筛骨垂直板都是透明软骨成分，出生后1~2个月起，后方开始骨化成为骨性筛骨垂直板[4]。鼻中隔软骨在青春期开始前生长迅速，使鼻翼上抬，鼻中隔软骨发育一直持续到15岁左右[4]。鼻中隔黏膜非均一厚度，从上下方向看，中间黏膜厚；从前后方向看，前方黏膜厚，越接近嗅裂黏膜越菲薄[4]。犁骨背部两侧伸展为较厚的犁骨翼，二者之间夹着蝶骨嵴下端形成的蝶骨嘴。犁骨通过头端的筛骨–犁骨缝、尾端的犁骨–腭骨缝、腹侧端的犁骨–上颌骨缝，与周围骨衔接。犁骨–腭骨骨缝的后缘就是后鼻嵴[2]。犁骨背侧后缘与其他周围骨无连接，游离呈拱门形状，作为后鼻孔的一部分，连通鼻腔与鼻咽。

图1 鼻中隔

a：观察左侧鼻中隔

b：去除软骨骨膜和骨膜后，观察左侧鼻中隔

a

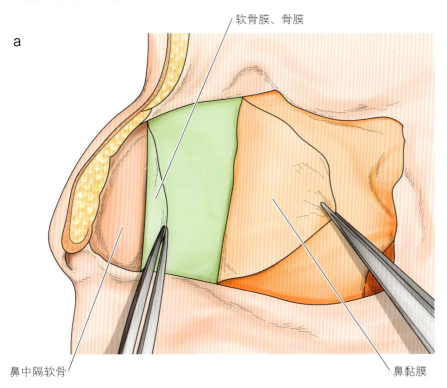

软骨膜、骨膜

鼻中隔软骨

鼻黏膜

b

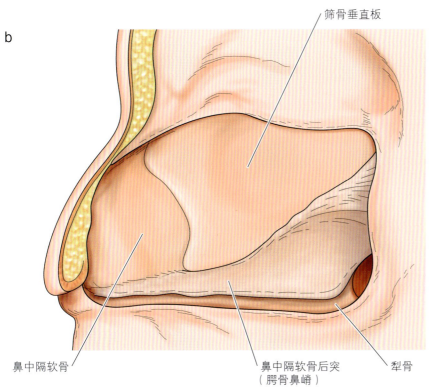

筛骨垂直板

鼻中隔软骨

鼻中隔软骨后突
（腭骨鼻嵴）

犁骨

鼻腔外侧壁骨性结构

鼻腔外侧壁主要结构依次为上鼻甲、中鼻甲、下鼻甲，嗅丝广泛分布于上鼻甲（图2a）。鼻泪管开口于下鼻道，咽鼓管开口于下鼻甲后方鼻咽部。接下来介绍各个鼻旁窦的开口解剖。

额窦、前组筛窦、上颌窦开口

额窦、前组筛窦、上颌窦均开口于中鼻道的半月裂，所谓半月裂就是钩突和筛泡之间的一个凹面向上的弧形裂隙（图2b、c）[6]。这一区域有个特殊解剖名称，即窦口-鼻道复合体（ostiomeatal complex，OMC），又被称作窦口-鼻道单元（ostiomeatal unit）。OMC由中鼻甲、眶内侧壁（耳鼻喉科习惯称之纸样板或者眼窝板）和后面要阐述的第三基板（中鼻甲基底）共同围绕而成。OMC不但是单纯解剖部位，更被定义为一个功能单位。如果OMC的解剖功能受损，前组筛窦、上颌窦、额窦的自然引流势必受影响，引起相应临床症状[7]。

后组筛窦、蝶窦开口

蝶筛隐窝位于鼻腔后上部，是由中鼻甲、上鼻甲、鼻中隔围绕的狭小凹陷空间，后组筛窦和蝶窦开口于此（图2a）。蝶窦前壁的外侧1/2~2/3区域又构成后组筛窦的侧壁分割，蝶窦前壁的内侧1/3位于上鼻甲和鼻中隔之间，构成鼻腔后上方的正面。

基板

筛窦位于鼻腔外侧，常由4~5个骨性分隔分割而成。每个分隔内部的基底部被称为基板，从前向后的顺序依次为：第一基板（与钩突相连）、第二基板（与筛泡相连）、第三基板（与中鼻甲相连）、第四基板（与上鼻甲相连）。有最上鼻甲存在的情况时，尚存在第五基板。第三基板腹侧属于前组筛窦，背侧区域属于后组筛窦。在经蝶入路或者外侧颅底入路时，筛窦是重要的解剖标志。后组筛窦后外侧突出的小憩室、小气房被称之为Onodi气房（onodi cell）。通常筛窦结构因人而异，解剖变异多见。最为恒定的是第三基板，该基板清晰指向眶内侧壁（纸样板或者眼窝板），极易辨认。其他基板与眶内侧壁的毗邻关系常需内镜下仔细审视方可确认。

鼻腔的血运

鼻腔内90%的血供来自颈外动脉分支——上颌动脉，另外10%来自颈内动脉分支——筛前动脉、筛后动脉供应鼻腔头侧[5,6]。上颌动脉由近心端到远心端分为3段：下颌颈部段、翼突部段、翼腭窝段。翼腭窝段内侧分支蝶腭动脉，穿过蝶腭孔后又分为内侧分支——鼻中隔后动脉和外侧分支——鼻后外侧动脉（后续章节会详述）。

图2　鼻腔外侧壁

a：切除鼻中隔后，从前方斜向观察鼻腔右外侧壁

b：将中鼻甲向上抬起，从前方斜向观察鼻腔右外侧壁

c：切除中鼻甲后，将中鼻甲黏膜向头侧翻转（箭头方向），观察鼻腔右外侧壁

a

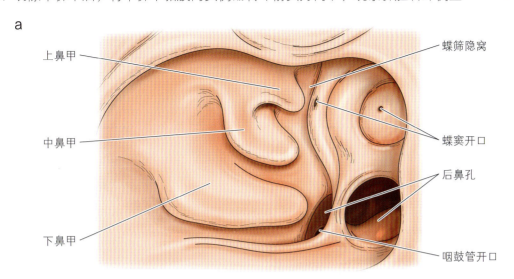

上鼻甲
中鼻甲
下鼻甲
蝶筛隐窝
蝶窦开口
后鼻孔
咽鼓管开口

b

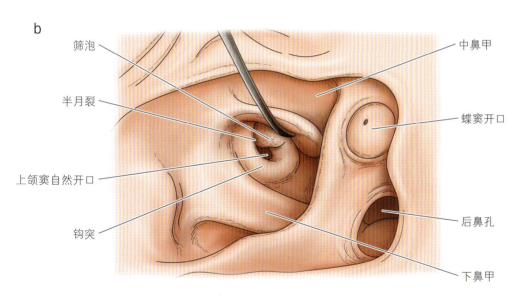

筛泡
半月裂
上颌窦自然开口
钩突
中鼻甲
蝶窦开口
后鼻孔
下鼻甲

c

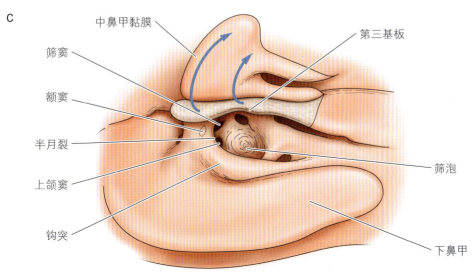

中鼻甲黏膜
筛窦
额窦
半月裂
上颌窦
钩突
第三基板
筛泡
下鼻甲

▶ 翼腭窝

从犁骨正面观察时，斜下外侧可见蝶腭孔，蝶腭孔再外侧就是翼腭窝（图3），圆孔和翼管开口于此。翼管（vidian canal）内有翼管神经走行，圆孔内有三叉神经第二支即上颌神经穿过。上颌神经进入翼腭窝后，走行轨迹呈小圆弧形曲线，主干分出翼腭神经和颊神经后，形成终末支——眶下神经。翼管神经是由岩大神经（面神经分支）的副交感支（上泌涎核→中间神经→面神经膝状神经节→岩大神经）和岩深神经的交感支（交感颈上神经节→颈内动脉神经丛→岩深神经）汇合而成的，在翼腭窝内换节（翼腭神经节），最终分支为后鼻支、腭神经支、眼支、咽喉支、泪腺支等调节支配腺体分泌。经鼻手术时需要注意保护内侧分支的后鼻支和尾部分支的腭神经支。后鼻支从翼腭神经节内侧分出，穿过蝶腭孔后分布于鼻腔黏膜。鼻中隔黏膜分布的是内侧后上鼻支，通常为2~3个分支，其中行程最长的是斜向腹侧走行的鼻腭神经支，穿过切牙孔分布于口腔前部黏膜。外侧后上鼻支分布支配上、中鼻甲黏膜，外侧下后鼻支分布支配下鼻甲及周围黏膜。腭神经支分支于翼腭神经节尾侧，进入腭大孔后分为腭大神经和腭小神经。腭大神经分布于硬腭黏膜，腭小神经分布于腭扁桃体、软腭、悬雍垂尾部。

上颌动脉走行于翼腭窝内部分被称为翼腭窝段，血管分支复杂。主要分支为外侧分支——后上牙床动脉，背侧分支——圆孔动脉、翼管动脉、咽动脉，尾侧分支——腭降动脉，腹侧分支——眶下动脉。内侧分支主要血管为蝶腭动脉（图3），经鼻手术中特别需要注意此动脉走行。蝶腭动脉穿出蝶腭孔后，分为内侧分支——鼻中隔后动脉滋养鼻中隔后下部，以及外侧分支——鼻后外侧动脉滋养鼻腔外侧后下部、鼻甲、鼻底。

▶ 蝶窦

内镜进入蝶窦内抵近观察，会看到视野中心为鞍底，鞍底外侧是颈内动脉C3段形成的海绵窦段颈内动脉隆起，该隆起外上方是视神经管（图4a），颈内动脉隆起和视神经管之间的凹陷被称为视神经——颈内动脉凹陷（optico-carotid recess, OCR）。OCR又分为内侧OCR和外侧OCR两部分。鞍底的前方头侧是鞍结节，腹侧接续为蝶骨后缘（limbus sphenoidale）和蝶骨平台（planum sphenoidale）。上述解剖结构命名都是描述颅顶向下观察颅前窝底所见。经鼻观察时，鞍结节、蝶骨后缘、蝶骨平台等结构就相当于蝶窦后上壁/顶盖穹隆。鞍底向下延续为斜坡，斜坡外侧是颈内动脉C5段形成的斜坡段颈内动脉隆起。C5段的尾端相当于破裂孔水平。蝶窦外侧壁有圆孔形成的隆起，隆起尾端是翼管（vidian canal）。

图3 翼腭窝腹侧观察

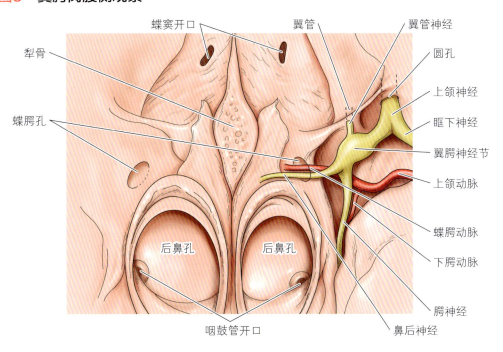

- 蝶窦开口
- 犁骨
- 蝶腭孔
- 翼管
- 翼管神经
- 圆孔
- 上颌神经
- 眶下神经
- 翼腭神经节
- 上颌动脉
- 蝶腭动脉
- 下腭动脉
- 后鼻孔
- 后鼻孔
- 咽鼓管开口
- 腭神经
- 鼻后神经

图4 蝶窦、鞍区、鞍旁解剖

a：蝶窦腹侧观

b：鞍底、鞍旁硬膜下解剖

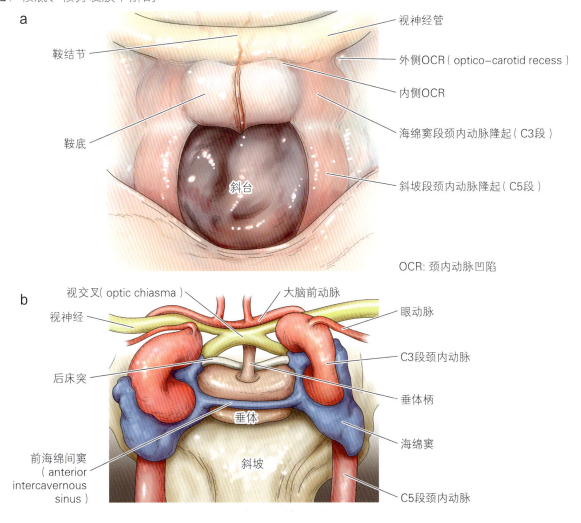

a

- 鞍结节
- 鞍底
- 视神经管
- 外侧OCR（optico-carotid recess）
- 内侧OCR
- 海绵窦段颈内动脉隆起（C3段）
- 斜坡段颈内动脉隆起（C5段）
- 斜台

OCR: 颈内动脉凹陷

b

- 视交叉（optic chiasma）
- 视神经
- 后床突
- 前海绵间窦（anterior intercavernous sinus）
- 大脑前动脉
- 眼动脉
- C3段颈内动脉
- 垂体柄
- 垂体
- 海绵窦
- 斜坡
- C5段颈内动脉

● 硬膜下解剖

▶ 鞍内、鞍上

切开鞍底硬膜后，显露出正常垂体结构。垂体两侧是海绵窦内侧壁，突破内侧壁就可进入海绵窦内部（图4b）。正常垂体和海绵窦之间无硬膜成分，只隔着一层菲薄的海绵窦侧壁。垂体头侧是鞍隔，有垂体柄穿过。蛛网膜覆盖鞍隔头侧－整个垂体柄，鞍上重要结构有视交叉（optic chiasma）和大脑前动脉。终板（lamina terminalis）后上方是第三脑室。从腹侧观察第三脑室，有后床突、鞍背阻挡在前，越过二者后能看到深部的重要结构是乳头体（mamillany body）、丘脑间联合/中间块（interthalamic adhesion）、两侧室间孔（Monro孔）、脉络丛（cheroid plexus），位于最深处的中脑导水管（cerebral agueduct）也可被观察到（图5）。鞍上外侧区域解剖结构包括：视神经、颈内动脉、眼动脉起始部、垂体上/下动脉、后交通动脉、穿通支、脉络膜前动脉。

▶ 脑干周围

打开斜坡硬膜后，可以观察脑干腹侧结构（图6）。脑桥位于视野正中，可看到椎动脉、基底动脉及二者分叉部，头端可见基底动脉尖、动眼神经、乳头体，视野外侧可见三叉神经、外展神经。视野进一步深入，可依次观察到听神经、面神经、舌咽神经、迷走神经、副神经、舌下神经。

▶ 海绵窦

开放海绵窦内侧壁，从内侧观察海绵窦，不但可看到颈内动脉C3~C5段，还可看到上颈段交感神经节发出交感支包绕颈内动脉而形成的交感神经丛和外展神经，甚至也可观察到视神经（图7a）。将颈内动脉向头端抬起，可以观察到走行于海绵窦外侧壁的动眼神经、滑车神经、三叉神经V1支（图7b）。外展神经穿过颅后窝硬膜，走行于岩下窦内，穿过Dorello管，走行于颈内动脉外侧，进入眶上裂。颈内动脉神经丛与周围神经形成丰富的交通支，同交感神经亦有连通。镜下可清晰地观察到动眼神经、滑车神经、三叉神经V1支、外展神经依次进入眶上裂的情形。眶尖处可见总腱环，还可观察到三叉神经V2支进入圆孔。

图5 **第三脑室腹侧观**

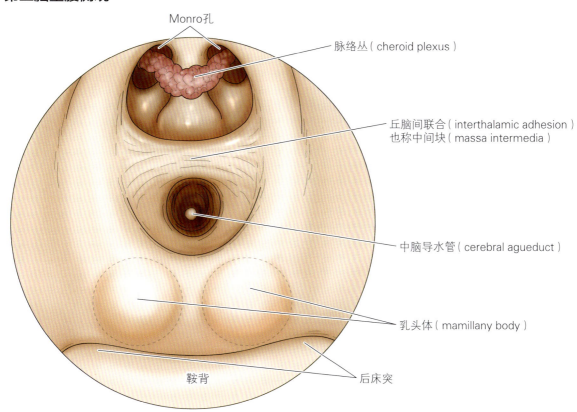

Monro孔

脉络丛（cheroid plexus）

丘脑间联合（interthalamic adhesion）
也称中间块（massa intermedia）

中脑导水管（cerebral agueduct）

乳头体（mamillany body）

鞍背

后床突

图6 **磨除斜坡骨质，脑干结构腹侧观**

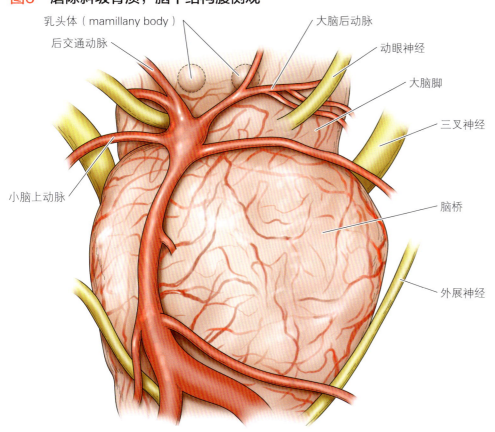

乳头体（mamillany body）

后交通动脉

大脑后动脉

动眼神经

大脑脚

三叉神经

脑桥

外展神经

小脑上动脉

图7 海绵窦解剖

a：通过内侧壁观察右侧海绵窦
b：向上抬起颈内动脉C4段，观察右侧海绵窦外侧壁解剖

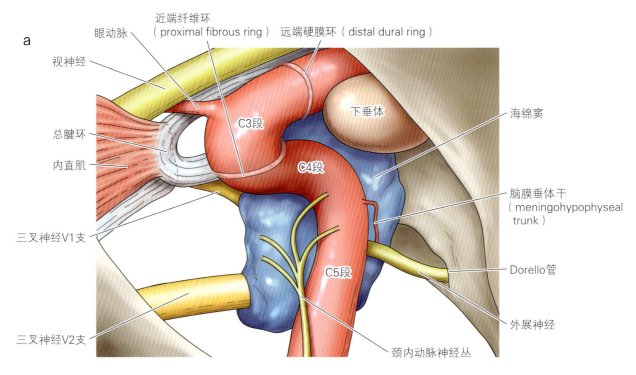

a

眼动脉

近端纤维环
（proximal fibrous ring）

远端硬膜环（distal dural ring）

视神经

下垂体

海绵窦

C3段

总腱环

C4段

脑膜垂体干
（meningohypophyseal
trunk）

内直肌

三叉神经V1支

Dorello管

C5段

三叉神经V2支

外展神经

颈内动脉神经丛

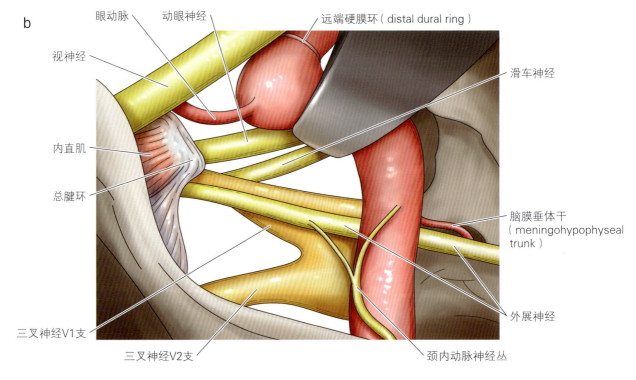

b

眼动脉

动眼神经

远端硬膜环（distal dural ring）

视神经

滑车神经

内直肌

总腱环

脑膜垂体干
（meningohypophyseal
trunk）

三叉神经V1支

外展神经

三叉神经V2支

颈内动脉神经丛

● 章末结束语

　　本章节主要介绍了鼻颅底内镜手术必须掌握的关键解剖结构。开展鼻颅底内镜手术，相应的知识储备必须完备，术者必须熟悉该入路的术中解剖，能准确掌握辨认关键解剖标志。安全的手术操作也应标准化、系统化，术前手术模拟训练也很重要。

本章总结

- 头脑中要形成解剖结构立体构想，丰富的空间想象力是必需的。
- 要熟识重要的解剖标志：
  （1）鼻中隔的黏膜结构及血供。
  （2）鼻旁窦的自然开口及蝶腭孔的位置。
  （3）鞍底和颈内动脉的位置关系。
  （4）鞍上结构、第三脑室和脑干的安全观察方式。
  （5）海绵窦外侧壁的神经走行。

参考文献

［1］Fisher E. Die Langeabweichungen der Vorderen Hirnarterie im Gefa(..)ssbild. Zentralbl Neurochir 1938; 3: 300-313.

［2］Platzer W. 鼻腔の骨格．ペルンコップ臨床局所解剖学アトラス 第3版, 医学書院, 1995. p83-86.

［3］Wanibuchi M, Friedman AH, Fukushima T. Photo Atlas of Skull Base Dissection. Thieme, 2009.

［4］春名眞一．鼻内視鏡手術のための臨床解剖．耳鼻咽喉科・頭頚部外科のための臨床解剖．耳鼻咽喉科診療プラクティス 8, 文光堂, 2002. p120-125.

［5］小宮山雅樹．頸動脈系．詳細版 脳脊髄血管の機能解剖, MC メディカ出版, 2011. p329-378.

［6］大西俊郎, 小澤　仁, 笠原行喜, ほか．ESS のための鼻腔, 副鼻腔の解剖．内視鏡的副鼻腔手術, メジカルビュー社, 1995. p32-45.

［7］池田勝久．内視鏡的副鼻腔手術のための臨床解剖．耳鼻咽喉科・頭頚部外科のための臨床解剖．耳鼻咽喉科診療プラクティス 8, 2002. p126-131.

开展内镜下鞍区肿瘤手术所必备的内分泌相关知识

稻垣兼一　日本冈山大学大学院医齿药综合研究科肾·免疫·内分泌代谢内科学副教授

开篇引言

鞍区手术主要处理的疾病种类就是垂体腺瘤［非功能腺瘤、生长激素（growth hormone，GH）分泌性腺瘤、促肾上腺皮质激素（adrenocorticotropic hormone，ACTH）分泌性腺瘤、促甲状腺素（thyroid stimulating hormone，TSH）分泌性腺瘤、促性腺素分泌性腺瘤等］、颅咽管瘤、Rathke囊肿等。上述肿瘤可能表现为激素分泌过剩的功能性腺瘤（肢端肥大、Cushing病等），也可能压迫、侵袭正常垂体，引起垂体前叶功能减退，导致中枢性尿崩等诸多内分泌症状。围手术期合理的激素补充等内科治疗也极大影响手术治疗效果，因此术前完备的内分泌评估对手术策略的制订意义重大。围手术期要适当补足激素储备，以补偿因手术应激引起的生理激素需求增多。术后要根据垂体功能的恢复情况，实时调整激素用量。对于鞍区术后常见的离子紊乱、出入水失衡，也要及时主动干预。

笔者所在单位的神经外科和内分泌科之间，有定期举行复杂病例讨论的良好传统。从术前到术后整个围手术期间两科室一直协同诊治，共同确保整个围手术期的医疗安全与治疗标准化。

术前需要注意的内分泌学相关事项（图1）

垂体激素的基础值测定

确认肿瘤为功能性还是非功能性；确认正常垂体功能是否受损；掌握垂体代表性激素基础值［GH、泌乳素（prolactin，PRL）、促甲状腺素（TSH）、促卵泡生成素（follicle stimulating hormone，FSH）、黄体生成素（luteinizing hormone，LH）、ACTH］。另外还包括游离甲状腺素（T4）、皮质醇、性激素（睾酮或雌激素）、胰岛素样生长因子（insuline-like growth factors，IGF-1）。有尿崩症状时，还要同时测量血浆渗透压、尿比重、血浆血管升压素（vasopressin，AVP）（表1）。

表1　术前应做的内分泌学检查项目（垂体前叶激素+α）

生长激素（GH）+胰岛素样生长因子（IGF-1）

泌乳素（PRL）

促甲状腺素（TSH）+游离T4

促卵泡生成素（FSH）+雌激素（女性）

黄体生成素（LH）+睾酮（男性）

促肾上腺皮质激素（ACTH）+皮质醇

注：判定垂体前叶功能是否低下通常参考激素水平的下限值，但像IGF-1这类参
　　考值必须参照各国实际综合判定，要考虑到包括年龄、性别等诸多因素。

图1　术前应注意的内分泌相关事项

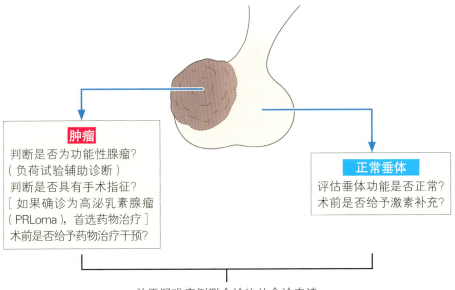

肿瘤

判断是否为功能性腺瘤？
（负荷试验辅助诊断）
判断是否具有手术指征？
［如果确诊为高泌乳素腺瘤
（PRLoma），首选药物治疗］
术前是否给予药物治疗干预？

正常垂体

评估垂体功能是否正常？
术前是否给予激素补充？

关于疑难病例联合诊治的会诊申请

▶ 高泌乳素血症的诊断和治疗措施

　　PRL高分泌型腺瘤首选药物治疗，最有效的是多巴胺激动剂溴隐亭类药物。作用机制是通过激活多巴胺（D2）受体，来降低血清中PRL浓度，进而达到减小肿瘤体积的目的。因此，只有在视力视野明显受损且急性进展（如肿瘤卒中）的情况下，才需要急诊手术挽救视力，药物治疗是PRL腺瘤的首选方案。而其他功能性腺瘤（GH腺瘤、Cushing病等），手术切除是第一推荐。另外，还有一部分病例是因为垂体柄受压反馈性引起PRL升高，此类继发性的高PRL血症通常PRL高值不会超过200ng/mL。PRL升高的原因是下丘脑分泌的多巴胺（生理作用抑制PRL分泌）因为垂体柄受挤压而无法输送到垂体前叶，PRL分泌不受抑制自然分泌增多，导致血清PRL升高。另外，某些药物如止吐药、抗抑郁药，以及甲状腺功能低下、肾衰竭也会引起高泌乳素血症（有时PRL升高程度等同于PRL微腺瘤病例）。临床常见轻度PRL升高，需要考虑功能性PRL腺瘤以外的致病因素。

▶ 其他功能性腺瘤的诊断和治疗措施

GH腺瘤常见症状为肢端肥大症（眉弓凸起、下颌角宽大、手脚变大等），症状进展较慢，患者本人或家属常不易察觉，问诊时要注意细节。可以对比患者以前旧照片作为参考。GH腺瘤患者常合并糖尿病、高血压、血脂异常、睡眠呼吸暂停综合征等疾病，如遇此类一身多病患者也要考虑GH腺瘤的可能。GH数值因采血条件不同波动很大，很多GH腺瘤患者跟正常人的GH数值难以区分。建议GH和IGF-1（日间变化很小，数值恒定）同时检测。IGF-1的正常异常判断必须以日本国内制定的基准为准（有年龄、性别的差异）。

ACTH腺瘤常见临床表现为Cushing病，临床重点筛查血浆ACTH和皮质醇。正常人群血浆ACTH和皮质醇在24h内有分泌节律，此节律对于评价ACTH-皮质醇轴分泌功能至关重要。Cushing病（典型症状：满月脸、向心性肥胖、水牛背、色素沉着、紫红色妊娠纹、皮肤菲薄等）和高皮质醇血症要高度怀疑ACTH腺瘤的可能，需要补充检测夜间皮质醇并追加小剂量地塞米松抑制试验评估。

TSH临床罕见，血浆中游离甲状腺素（游离T4）高值，血浆TSH不被抑制始终高于正常值上限，这时要考虑中枢性TSH分泌腺瘤的可能。鉴别诊断需要区分甲状腺素抵抗综合征（血浆TSH／T3／T4均升高，患者表现为代谢正常或者甲状腺功能减退，病因考虑可能为外周T3／T4受体功能障碍，甲状腺素本身生物活性被限制）。还需鉴别因甲状腺功能减退导致的反馈性TSH升高伴垂体代偿性增生病例（译者注）。

▶ 垂体功能低下的诊断和治疗措施

判断垂体功能障碍，不能单看垂体激素的基础值低下就下定论，还要结合下游关联激素的变化综合考虑。如果下游激素水平也低下，同时上游垂体轴分泌激素无代偿性增高，这时应高度怀疑垂体功能障碍。例如闭经后女性，LH、FSH无代偿性升高可考虑垂体性腺轴功能低下。同样在男性中，睾酮低下同时LH无代偿性升高也考虑垂体性腺轴功能低下。游离T4低下同时TSH无代偿性升高可考虑垂体中枢性甲状腺功能减退。下丘脑损伤或者肾上腺功能受损，也可能引起TSH轻度升高。所以临床评估不能仅靠基础值判断，常需追加负荷试验。大腺瘤患者在进行负荷试验时，有引起肿瘤卒中的风险，试验前要考虑到此风险。肾上腺皮质功能减退或者中枢性尿崩症的患者，术前应相应给予氢化可的松（hydrocortisone）或去氨加压素（desmopressin），以改善功能低下，纠正离子紊乱。很少会在术前补充甲状腺素，一般在术后皮质醇补充足量前提下，再补充甲状腺素。

▶ 关于指定疑难病种的申报

在日本国内，垂体功能异常（功能性垂体腺瘤、垂体前叶功能低下、中枢性尿崩症）属于医保指定疑难病范围（日本72~78号医保告示文件），如果患者病情满足政策规定要求，就会纳入医疗保险支付范畴，有相应的政策支持（可以理解为类似中国国内的大额医疗保险）。

围手术期与术后应注意的内分泌相关事项（图2）

垂体功能低下的处理

鞍区手术有可能引起肾上腺功能减退，一般术中、术后都会给予静脉氢化可的松。术后2~3天后改为口服氢化可的松20~30mg替代，之后根据肾上腺功能恢复情况，逐渐递减到停药。停药前要进行促肾上腺皮质激素释放激素（corticotropin-releasing hormone，CRH）负荷试验，来评估ACTH和皮质醇分泌功能是否恢复。术后的激素补充方案应根据术后激素水平和CRH负荷试验结果随时调整。甲状腺素的补充多在术后早期就开始。性腺激素的补充通常在出院前，根据最后的化验结果和具体临床症状慎重决定。需要注意成人生长激素缺乏症（adult growth hormone deficiency，AGHD）严重的患者，GH补充也适用医疗保险范围。及时的激素治疗可以使机体新陈代谢、精神萎靡、生活质量（QOL）等多方面得以改善。IGF-1的随访监测，对于AGHD意义重大。

图2　术后应注意的内分泌相关事项

肿瘤
内分泌指标是否改善？
（负荷试验评估）

正常垂体（后叶）
低钠血症（AVP分泌过剩）？
尿崩症（AVP分泌不足）？
是否补充去氨加压素（desmopressin）？

正常垂体（前叶）
前叶功能障碍？
（负荷试验评估）
各种激素如何补充？
进食困难（sick day）的对策？

AVP：血管升压素

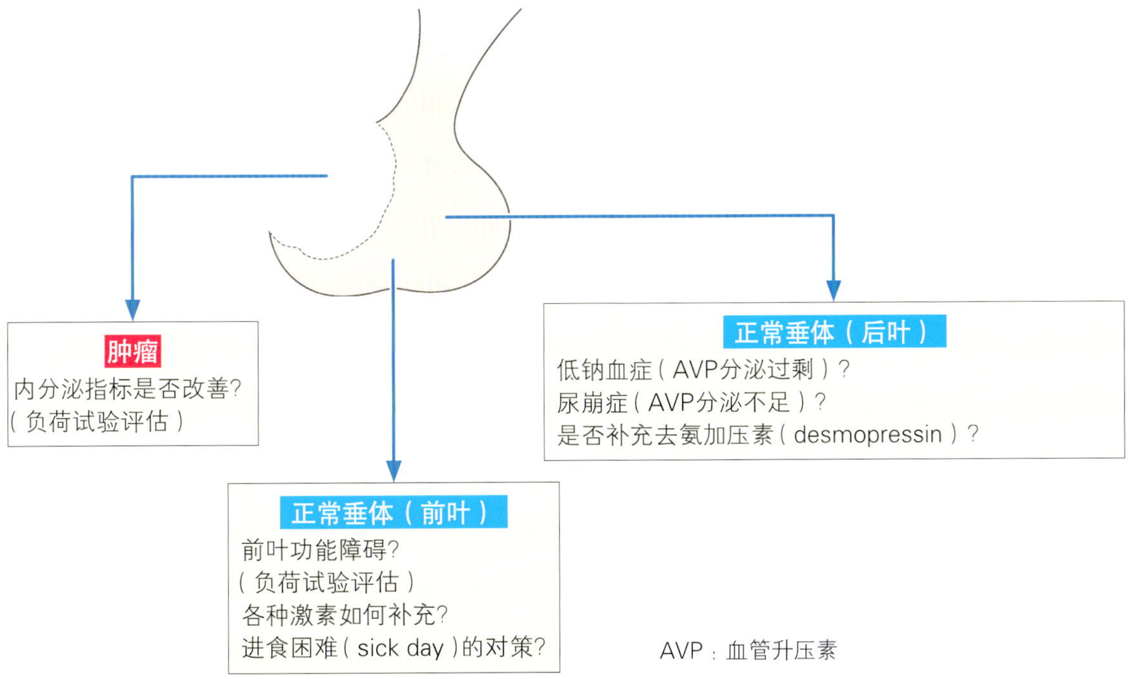

▶ 术后低钠血症的治疗

低钠血症是鞍区术后最常见的离子紊乱并发症，一旦发生数小时之后才能评估治疗效果，需要严格的术后管理才能应对。低钠血症常发生于术后一周（6~8天），一般情况下经过几天至1周时间自愈。目前考虑其主要原因为抗利尿激素分泌失调综合征（syndrome of inappropriate secretion of antidiuretic hormone，SIADH），次要原因为脑耗盐综合征（cerebral salt wasting syndorome，CSWS）。管床医生应首先排除急性肾上腺功能减退的可能。如果考虑SIADH，应限制入水量，指导经口补盐。当血钠低于125mEq/L时就属于重度低钠，会引起头疼、恶心呕吐，严重者可出现意识障碍，这时应给予3%高张盐水静脉滴注。纠正低钠时要注意低速慢补，时刻警惕因补钠过快引起的渗透压性脱髓鞘综合征（osmotic demyelinolysis syndrome，ODS）的发生。补钠速度控制在第一个24h内，血钠回升不要超过10mEq/L[1]。SIADH的根本原因是后叶加压素过剩，围手术期特别是术后补充后叶加压素或去氨加压素时不要过量，以免引起医源性水潴留导致的稀释性低钠。一旦发现低钠，应及时纠正，阻止向重度低钠方向进展。另外，后文将详述术后早期尿崩发展为SIADH，或者SIADH又转变为尿崩的各种病例。治疗低钠血症时，不能单看血钠一个指标，要综合体重、尿量、心胸比率、UN、Cr、UA、BNP、尿钠、尿钾、尿比重的历次结果综合考虑，评估治疗效果，快速而实时把握临床症状变化。要牢记病情时刻可能有变化，尿钠测定不要从集尿量筒采取陈旧尿样，要现场采集新鲜尿样。

▶ 中枢性尿崩症的治疗

后叶加压素由下丘脑的视上核和室旁核的神经细胞合成，通过垂体柄输送到垂体后叶，再从垂体后叶释放入血。此路径任何一个环节出现问题，都会引起中枢性尿崩症。由于鞍区病变主体解剖位置不同，颅咽管瘤、Rathke囊肿患者术前术后中枢性尿崩多见。垂体瘤患者术前尿崩少见，虽然垂体瘤手术很少伤及下丘脑-垂体柄，但术后一过性尿崩也时有发生。

术后尿崩症的临床表现多种多样。既有术后早期发生且只维持几天的一过性尿崩，也有术后发生且持续的永久性尿崩。永久性尿崩病例也有因为SIADH导致的短暂尿崩消失，甚至发生因水潴留引起稀释性低钠血症的情况。纠正低钠血症后，尿崩症复发的情况也不少见。关于尿崩的表现因人而异，需要在术后复诊随访中，随时调整治疗方案。

发生持续低比重尿就可诊断为尿崩症，常规处理方法为皮下注射少量垂体后叶加压素。选用此给药方式的原因是经鼻手术后早期不适合用滴鼻剂型去氨加压素；滴鼻剂型和口服片剂都不如皮下注射剂型，因其能够在体内迅速达到稳定的血药浓度；在控制一过性尿崩时常需要临时多次给药，相比药效较长的去氨加压素，皮下注射短半衰期的后叶加压素使用起来更方便。治疗慢性、永久性尿崩症，常选用去氨加压素。使用去氨加压素时，要注意饮水过多会引起稀释性低钠血症（医源性SIADH）。去氨加压素用量控制在能维持24h为适宜剂量，这样能大大降低稀释性低钠血症的发生率。掌握尿崩症的处理需要一定的经验积累，初学者应在有经验的上级医师或者内分泌医生指导下进行临床操作。

▶ 功能性垂体腺瘤的术后评估

肢端肥大症、Cushing病之类的功能性垂体腺瘤术后应评估肿瘤是否有残留，需要综合影像学复查和内分泌负荷试验结果来判断，必要时术后需要追加药物治疗。

● 章末结束语

本章节主要介绍了内镜下鞍区肿瘤手术前、围手术期、术后相关内分泌指标的异常情况及对策，也希望神经外科和内分泌科能建立起紧密的科室合作关系。

本章总结
- 完善的术前、术后内分泌评估会提高手术安全性。
- 激素筛查项目既要包括垂体前叶激素，也要包括下游激素。
- 要注意术后急性期发生垂体功能低下和电解质紊乱的可能。
- 建立起神经外科和内分泌科的科室合作关系。

参考文献

[1] Spasovski G, et al. Clinical practice guideline on diagnosis and treatment of hyponatremia. Eur J Endocrinol 2014; 170: G1-47.

神经内镜手术的基本操作

後藤剛夫　日本大阪市立大学大学院医学研究科脑神经外科学讲师

开篇引言

　　随着神经内镜图像分辨率的逐年提高，内镜手术也逐步进入神经外科手术领域并得到普及。但是内镜手术也存在一定问题，比如内镜的可视范围要大于手术安全操作的实际范围；这个手术安全操作实际范围又根据术者的手技、所使用的手术器械不同而不同。本章节围绕神经内镜手术的基本操作，着重介绍内镜下止血、肿瘤切开、肿瘤剥离的安全操作经验。

基本操作——止血

做到尽量不出血，保持术野干净

　　神经外科手术要求无血操作，确保术野解剖结构清晰，这也是手术能顺利进行的关键。显微镜手术时一旦发生血管破裂出血，需要利用吸引器准确定位出血点，再用双极电凝精准定点止血。相比显微镜，内镜下止血器械有限，术中一旦出血，想完成精准定点止血比较困难。因此，内镜手术首先要求尽量不出血，这是确保手术安全顺利进行的第一步。比如，在确认好肿瘤的滋养血管后，仔细轻柔地剥离该血管，电凝后予以剪断，此过程绝不可动作粗暴导致血管撕裂出血。因误操作导致出血，出血血管可能回缩到双极电凝无法够到的位置，造成止血困难（图1）。

根据手术目的，选择合适的止血器械

　　可以用来止血的内镜器械包括带吸引功能的单极电凝（single-shaft）、可旋转长柄双极电凝、尖端纤细的长柄枪刺型双极电凝（图2）。内镜手术术野深在且狭窄，可旋转长柄双极电凝更适合在此术野中操作，但目前临床上使用的这类电凝尖端都容易因烧糊而粘连。改进方法是将高频双极电凝的枪头（shaft）部分，尽可能纤细化，这样做既可使电凝更适用于内镜狭小术野操作，又能减少电凝头烧糊而粘连现象。各种内镜手术专用器械不断被研制开发，并被应用于临床手术。建议大家充分利用学术会议的厂家展台，亲自体验各种手术器械，现场挑选适合自己手术习惯的止血器械，有利于最后选购。对于刚开始开展内镜手术的医生，可以现场向各位内镜手术专家近距离请教。现场交流体验对于提高术者的手技和对手术器械的熟悉使用都有很多帮助。

图1　内镜下止血的基本操作

最外周的实线圆圈代表内镜下的可视范围，中间的虚线圆圈内代表手术器械能安全达到的实际范围。虚线圆圈内的手术操作需要细心

a：确定肿瘤供血血管后，在虚线圆圈内电凝并切断

b：如果虚线圆圈外出血，因止血操作困难，可能引起严重并发症

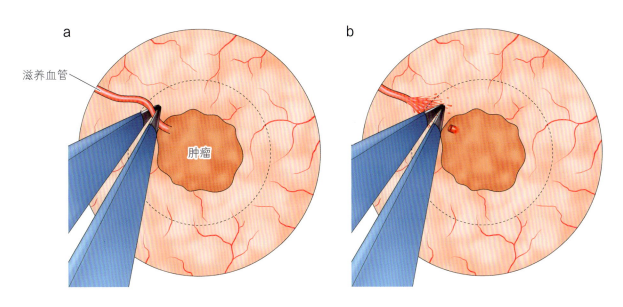

图2　几款适合内镜下止血的电凝

a：带吸引功能的单极电凝（single-shaft）

b：可旋转长柄双极电凝

c：尖端纤细的长柄枪刺型双极电凝

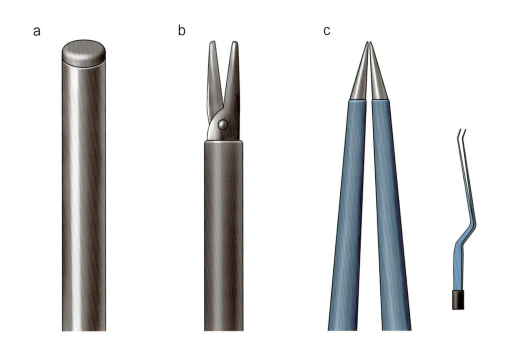

▶ 选择形状合适的电凝尖端

不同于显微镜下操作，内镜手术更需要选择尖端形状合适的电凝以确保止血充分。如遇到破裂血管的出血方向与视野几乎平行的情况，显微镜下可以利用插入电凝适当扩展术野空间，在完全可视条件下，更从容地实现精准定点止血。但内镜下的视野为筒状且深在，尖端呈直线型的传统电凝因遮挡术野，很难实现精准定点止血。如果强行使用传统直线型电凝止血，电凝尖端的侧面部分会对正常血管壁造成损伤。因此，适合内镜手术的电凝尖端特意被设计成弱弯成角（图3）。

▶ 除电凝止血之外的止血方法探讨

刚开展内镜手术的医生都会有这种体会，显微镜下的微量出血因为内镜的抵近放大作用，在显示器画面中可能显得出血非常凶猛。遇到这种情况的出血，不要慌乱地盲目电凝止血，应用吸引器洗净术野，止血钳定点压迫，胶原蛋白片（collagen-sheet，是一种止血可降解耗材）临时压迫，冷静判断出血原因至关重要。

图3　电凝尖端形状不同，止血操作也不同

a：对于术野侧方的出血，笔直尖端的电凝很难做到精准定点止血，电凝头侧面还会对正常组织造成电损伤

b：上述情况，使用尖端呈弱弯角的电凝就可做到只对出血点的精准定点止血，周围副损伤极少

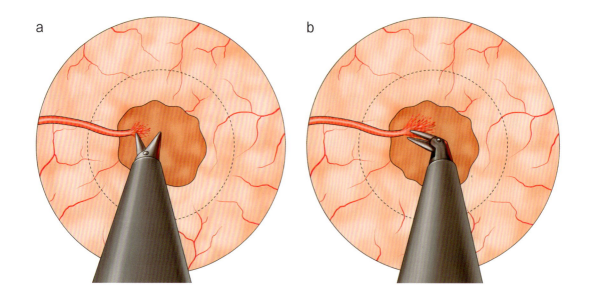

钳子使用基本操作

根据不同使用目的选择合适的钳子

　　不同于显微镜手术，内镜手术时会用到各种形状的取瘤钳、病理钳。需要咬碎肿瘤组织时，即以咬除为目的，多会选择杯口型（cup）钳子。当术野狭窄且深在时，为了方便操作，就需要使用向上或者向下带有侧弯的钳子。目前市面上已有多家器械公司推出前端可任意角度旋转的钳子，可在很多场合应用。在游离周围间隙、剥离肿瘤时，钳子尖端越细越方便夹持。内镜下使用的钳子有前端两开、单开，形状有直头、弯头，前端朝向上、向下等各个方向，种类相当丰富（图4）。手柄把持部位有枪式设计，也有显微镜手术器械一样的执笔式设计，还有根据术者使用习惯的专有设计类型。总之，建议充分利用厂家的产品展示机会，挑选适合自己的器械。对比显微镜手术，内镜手术对于器械的依赖程度较高。没有合适的手术器械，想要安全地开展内镜手术很不现实。因此，手术器械的选择必须费时劳心，也要留心有什么新的器械问世，保持信息更新。

图4　各类钳子

a：杯口型（cup）钳子
b：尖端纤细（两开）钳子
c：尖端纤细（单开）钳子
d：尖端弱弯钳子

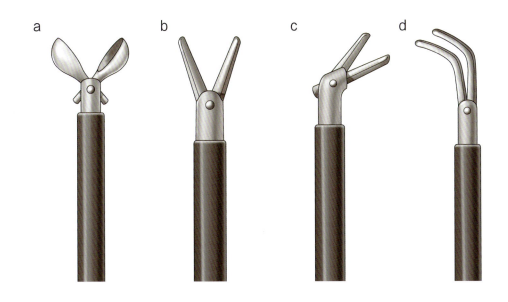

▶ 肿瘤切除时钳子的使用方法

切除肿瘤时，先使用杯口型病理钳将肿瘤细细咬碎，再用吸引器吸除进行肿瘤囊内减压（图5）。用病理钳牵拉肿瘤的动作，极容易扯断血管。笔者仅使用病理钳来夹持、咬碎肿瘤，从不牵拉拖拽肿瘤，也建议读者杜绝此类危险操作。如遇到必须牵拉肿瘤的情况，可利用另一器械如吸引器对肿瘤进行反向施压（counterpressure）、推挤剥离，牵拉肿瘤动作务必轻柔、动作幅度小（图6）。

图5 使用病理钳切除肿瘤的基本操作

a：使用杯口型病理钳将肿瘤细细咬碎
b：使用吸引器将细碎肿瘤组织吸出，进行肿瘤囊内减压。上述动作可双手配合同时进行

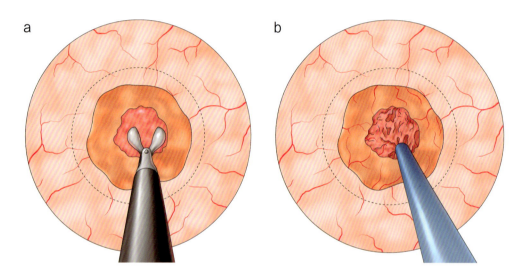

图6 使用病理钳牵拉肿瘤

a：使用病理钳强行牵拉肿瘤，常会造成视野深部出血甚至视野外区域出血，盲目牵拉动作
　　非常危险
b：如果确实需要对肿瘤进行牵拉，可利用左手吸引器对肿瘤进行反向施压、推挤剥离，右
　　手病理钳小幅度徐徐加力，轻柔牵拉肿瘤

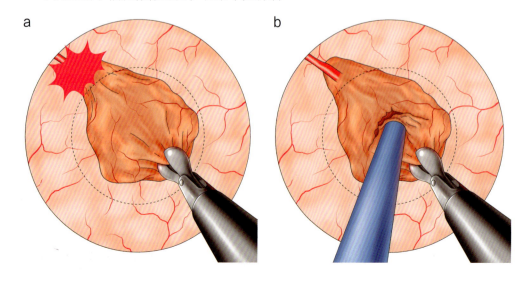

▶ 剥离血管等重要组织结构时钳子的使用

剥离血管及其周围组织时，建议使用尖端纤细的钳子来操作。显微镜手术可以将尖端细头的双极电凝当作显微镊子一样使用，自如地进行剥离肿瘤操作。但内镜下，因空间受限，上述电凝张开闭合动作很难如显微镜下一般自如轻松，剥离肿瘤的动作更难以进行。因此，内镜下的肿瘤剥离动作就要靠器械头端精细可动来完成，尖端纤细的钳子成为首选。头端尺寸（大小）、弯曲角度（上弯、下弯）也应配齐，以适应操作要求。准备一把头端可旋转的钳子，可以大大减少角度固定钳子的数量。

实际操作中，钳子的开口角度与肿瘤剥离面垂直时，一次开闭的剥离效率最优。但是无目的的钳子口开闭容易损伤肿瘤周围正常组织。当肿瘤界面与周围粘连较重时，调整钳子开口方向与肿瘤界面平行，可帮助松解粘连部分。还可用钳子夹持想要剥离的组织，像用显微剥离子一样，缓慢进行"脱衣"剥离操作（图7）。内镜下的这些剥离动作要领很多来自显微镜操作，二者剥离效果也相近。

图7 使用钳子剥离肿瘤的基本操作

a：肿瘤周边粘连不严重时，钳子的开口角度与肿瘤剥离面垂直，剥离效率高
b：肿瘤周边粘连严重时，钳子的开口角度与肿瘤剥离面平行，剥离效率高
c：用钳子夹持想要剥离的组织，像用显微剥离子一样，缓慢进行"脱衣"剥离操作

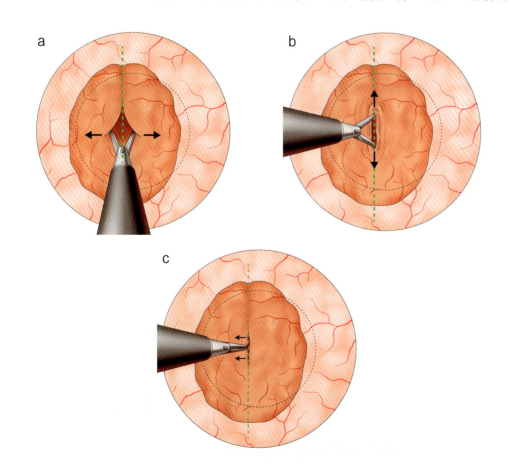

● 切开的基本操作

▶ 切开器械的选择

　　内镜手术常用的切开器械有高频电刀、剪刀、镰状钩刀等。软式内镜/纤维镜手术时常会使用高频电刀进行切开、电凝等操作，该器械比较适合切开和电凝操作较多的手术。硬式内镜下切开主要使用剪刀和显微钩刀。剪刀种类有枪式剪刀、执笔式单杆剪刀（类似动脉瘤夹夹持器）、头端可旋转的万向剪刀（枪式/执笔式）。剪刀头端形状也有直头、弱弯头等多种选择。新进研发的剪刀刀刃部分越来越纤细，显微镜下可以直接用剪刀进行包膜剥离操作。钩刀尖端的形状呈小弯钩状，在切开包膜时，刀尖不会伤及包膜内部结构。

▶ 使用剪刀做切开操作

　　切开时用到最多的器械就是剪刀，内镜下剪刀切开要比显微镜下剪刀的使用更为慎重。前面止血的章节里已经提到，相比于显微镜下止血，内镜下止血最大的劣势是必须依赖内镜专用止血器械且因活动度有限很难精准定点止血，因此剪刀切开时应尽量做到不出血。慎重选择切开部位，仔细剥离周围血管，剪刀开合幅度小，逐步剪开。利用吸引器吸除并拉开，在始终保持边界清晰的前提下，实现完全切开（图8a）。

▶ 使用钩刀做切开操作

　　尖端细小且呈钩状的钩刀在内镜手术中非常有用。因为内镜手术术野为筒状，术野内垂直方向的切开、剥离操作常需要弱弯成角的器械辅助。钩刀被称为最简易的成角器械，轻轻旋转钩刀角度，即可实现切开部位的背侧方向剥离操作（图8b）。再将刀刃向眼前徐徐回钩，就可安全实现完全切开。

图8　切开的基本操作

a：同显微镜下操作一样，利用吸引器轻提预想切开部位包膜，剪刀在无血管区域切开，尽量做到不出血

b：利用钩刀可进行近侧的剥离、切开

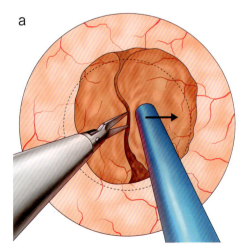
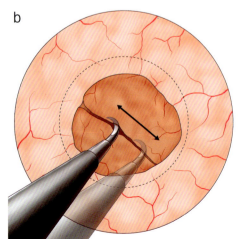

● 内镜手术其他必需器械

除上述器械外，最重要的器械莫过于吸引器。笔者所用的吸引器有自动冲洗功能。当遇到出血时，冲洗功能对于电凝止血、保持术野干净很有帮助。另外，肿瘤囊内减压、血肿吸除也多通过吸引器来完成。不同孔径粗细、前端不同弯曲角度的吸引器尽量多备，以满足手术要求。

本章总结

● 不同于显微镜手术，内镜手术需要使用诸多手术器械。开展手术前，应由上级医师对新从业者进行手术器械培训，让其了解使用何种器械来完成何种手术操作。

● 在了解手术器械的相关知识后，建议读者多参加学术会议，充分利用器械厂家展示台，仔细挑选适合自己手术需要的手术器械。

● 内镜手术对于手术器械依赖度较高，如果没有配套的手术器械就无法安全开展相应内镜手术。内镜可视范围要大于手术实际操作范围，选择合适的内镜器械可以适当扩展实际操作范围。总之，选择适合自己的器械，在自己熟悉的安全区域进行操作是最重要的。

II

标准篇

脑积水和第三脑室底开窗术/第三脑室底造瘘术

井原 哲 日本东京都立小儿综合医疗中心脑神经外科医长

● 梗阻性脑积水

脑积水传统分类中的非交通性脑积水，即第三脑室同基底池之间存在压力差（而非脑脊液产生过多或吸收障碍等原因导致的吸收障碍型脑积水）所致的梗阻性脑积水特别适合接受第三脑室底造瘘术（endoscopic third ventriculostomy，ETV）。梗阻的常见原因有导水管狭窄、松果体肿瘤、中脑被盖区肿瘤等。ETV的手术目的就是消除第三脑室同基底池之间的压力差，使脑脊液压力归于平衡。

一般在术后6个月，才评估ETV的有效性。预测手术是否有效可参考ETV术后有效预测表（ETV success score，ETVSS）（表1），此表近年来在业内被广泛推荐[1]。影响因素包括年龄、脑积水原因、是否曾接收过分流手术，综合这3方面评分判断手术预后。例如，一名8岁患儿，因为中脑被盖肿瘤引发梗阻性脑积水，如果未曾接受分流手术，综合评分40+30+10=80分，由此推测ETV术后有效率为80%。很多报道称幼儿患者ETV术后有效率偏低。ETVSS评价系统中，年龄的影响权重最大。出生后不满一个月ETVSS最高评分40分，出生后1~6个月评分最高不超过50分。即使非交通性脑积水诊断依据充分，如果患儿未满6个月，因为术后改善率不高，也应慎重选择接受ETV手术。

表1 ETV术后有效预测表（ETV success score，ETVSS）

①年龄；②脑积水原因；③以前是否接受过分流手术。综合这3方面评分判断手术预后，评估时间为术后6个月

评分（分）	年龄	病因	既往分流术
0	<1个月	产后感染	既往有分流手术史
10	1~6个月		既往无分流手术史
20		脊髓脊膜膨出 脑室内出血（IVH） 非顶盖区发生肿瘤	
30	6个月~1年	导水管硬化 顶盖区肿瘤 其他	
40	1~10岁		
50	≥10岁		

诊断

术前影像学诊断（MRI必需）对于判断是否具有手术指征，并借助影像学数据进行术前计划至关重要。如果第三脑室呈现向下凸（俗称"气球型下陷"），则提示第三脑室内脑脊液压力高于基底池。多数术者将此影像学特征作为施行ETV的重要参考依据之一[2]。另外，脑室周围是否存在间质水肿（transependymal flow）也提示ETV有效率的不同[3]。

关于手术计划，要弄清以下解剖信息：预定皮层穿刺点到脑室额角的距离、侧脑室额角的横径、室间孔的孔径、第三脑室的横径、灰白隆起的前后长度和倾斜角度、导水管的狭窄程度、导水管是否完全堵塞、基底动脉的走行、桥前池的前后径、桥前池是否存在异常膜结构（感染后多见）。CISS序列或者Heavy T2序列有助于观察上述解剖结构。对于室间孔无明显扩大或者第三脑室横径狭小的病例，需要考虑使用小孔径脑室镜。

手术准备

ETV手术方式分为硬式脑室镜造瘘术和软式内镜造瘘术两种。因为日本国内软式内镜造瘘术更为普遍，因此我们着重介绍此种手术方法。

▶ 手术室摆台及设备摆放

术者、一助站于患者头侧。麻醉机置于患者左侧，内镜主机在患者右侧且接近足侧，内镜显示器在患者躯干部垂直上方放置。术者正对患者头侧站立，可以以最舒服的姿势进行手术操作和观察术野。神经导航系统可以放在麻醉机足侧，导航显示器可以与内镜显示器并排放置（图1）。

图1 手术室摆台及设备摆放

麻醉机在患者左侧，内镜主机在患者右侧且接近足侧，内镜显示器在患者躯干部垂直上方放置。神经导航系统可以放在麻醉机足侧，导航显示器可以与内镜显示器并排放置

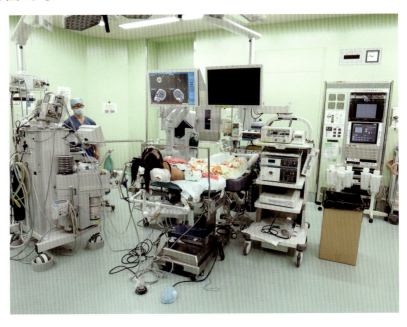

主要器材

- 脑室镜；
- 术中灌洗液（人工脑脊液）；
- 造瘘钳（把持钳子，尖端呈鸭嘴形）；
- 扩张球囊（常用3~4F外周血栓导管球囊，该球囊部分透明设计，也有专为内镜造瘘设计的专用球囊）；
- 皮层造瘘透明套筒（sheath intorduser）；
- 高频电刀（通常仅做备用）。

一助的准备工作

软式内镜手术时，助手负责钳子、球囊的实际操作，即助手就相当于第三脑室造瘘主要操作者。另外，助手还负责完成皮层造瘘、透明鞘导入固定等工作。助手还要熟悉掌握脑室内的基本解剖结构，了解脑室镜的构造，清楚钳子进入工作通道多长距离后尖端能露出于镜头下，对于各种钳子的使用场合、球囊的构造都要彻底理解。

标准手术操作

体位

取仰卧位，上半身抬高15°。通过颈部屈曲使脑室穿刺点位于最高点，马蹄形头托固定头部。建议使用胶带加固使头部无法转动，也可用三翼钉固定。如果穿刺点不是顶点，随着术中灌洗，脑室内逐渐产生积气，会干扰视野。

脑室镜的准备

手术开始前先连接好内镜系统，调好白平衡（水环境下）。电子镜不需要调整焦距，硬式脑室镜需要提前调好倍率和焦距。笔者建议同时测试球囊注水防水是否正常，之后将球囊注水后关闭三通使之保持扩张状态，实际使用时抽空球囊，获得良好视野。经验少的助手应了解器械在镜下的实际位置，器械插入多深其前端能进入镜下视野，可以通过术前台下模拟练习积攒经验值。一般来说，电子镜的操作口在3点钟方向。

灌洗液建议使用人工脑脊液，用输液器连接好内镜注水口，通过调节输液阀门和三通实现注水/停水转换，冲洗脑室获得清晰视野。另外，输液器的有菌部分和无菌部分应做好区分，输液袋的位置也要以满足方便术者术中确认输液速度为佳（图2）。

▶ 皮肤切开、钻颅

皮肤切开部位局部注射含有肾上腺素的1%利多卡因。以右/左侧额角穿刺点为中心，做小弧形皮肤切口（图3a），在帽状腱膜下掀开皮瓣。骨膜做皮瓣反向弧形切开，保留骨膜血管蒂。冠状缝前，瞳孔中线上钻骨孔。如果需做透明隔造瘘，钻孔应适当再偏外侧。笔者习惯将骨碎片保留。硬膜做十字切开，以满足穿刺鞘能自如通过为宜。在建立穿刺通道的过程中如果遇到皮层静脉阻挡，应适当扩大骨孔，扩大切开硬膜，尽量避免损伤静脉。幼儿患者，可利用前囟前缘开一个25mm小骨窗，硬膜也做弧形切开（图3b）。

图2 内镜的准备

将灌洗液用输液器连接好内镜注水口，通过调节输液阀门和三通放置在方便助手操作的位置。输液器的有菌部分和无菌部分应做好严格区分，输液袋的位置也要以满足方便术者确认输液速度为佳

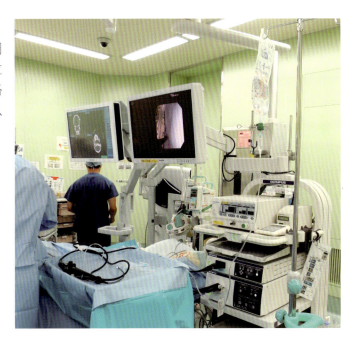

图3 皮肤切开

a：幼儿病例。冠状缝（红色虚线）前，瞳孔中线上钻孔，皮肤做弧形切开，避免直切口

b：新生儿病例。利用前囟前缘开一个小骨窗，进行相对应的皮切设计。ETVSS评分不高的病例，要注意术中脑脊液勿流失过多

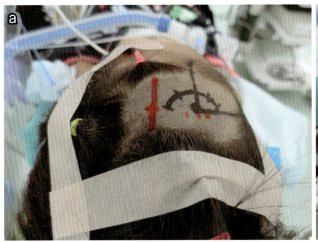

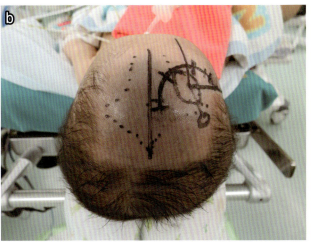

▶ 脑室穿刺

使用脑室穿刺针或者穿刺套筒管芯进行额角穿刺。正常脑室或者脑室轻微扩张者，需要神经导航进行穿刺辅助。确认穿刺鞘中的脑脊液反流后，导入内镜确认穿刺鞘深度后固定穿刺鞘。穿刺鞘插入过深，会影响电子镜的活动度。故理想的深度以穿刺鞘刚进入脑室少许状态下给予固定为宜。管壁透明的设计是为了方便确认穿刺深度并及时调整。使用Peel-Away穿刺鞘时，将其固定于头皮后，多余的部分可以剪掉。

▶ 观察侧脑室

镜头进入侧脑室后，依次确认Monro孔、脉络丛、脑室内静脉（透明隔前静脉、丘纹静脉、脉络丛前静脉）等解剖结构。如果穿刺方向偏后，可以调整镜头角度，使脉络丛位于显示器画面上方，就能显露室间孔。确认室间孔是否扩大，透明隔是否存在自然开口。镜头顺着脉络丛向后方探查，就可进入三角区。

▶ 观察第三脑室

镜头从Monro孔正中穿过，进入第三脑室。非交通性脑积水（梗阻性脑积水）室间孔常有扩大，镜头会很容易地通过室间孔。此过程无须调整镜头角度，镜头的前进方向主要靠穿刺鞘引导即可。

进入第三脑室后，首先确认正中的灰结节和其下方的一对乳头体结构（图4）。将此图像牢记于心，特别是在回撤镜头时必定以此作为固定参照系。观察画面上半部解剖需要上挑镜头角度，可看到泛红的漏斗隐窝和发白的视交叉，进一步增加角度可以看到终板。慢性脑积水病例中，因脉压差的长期存在，灰结节常会变得菲薄，镜头下可以直接透视到下方的基底动脉，也可透过终板看到前交通动脉。镜头拐向下方（画面下方），徐徐前行，依次可看到中脑导水管开口、后联合、松果体隐窝、缰联合等结构。进行此部分操作时要注意对画面之外的室间孔予以保护，用力要轻柔，小动作幅度操作。

镜头刚进入第三脑室，立即调整其向后拐最大角度，可能在丘脑联合上方通过

图4 **观察第三脑室（视角从右侧室间孔进入）**

从前往后依次为：①漏斗隐窝、②鞍背、③灰结节、④乳头体、⑤丘脑联合

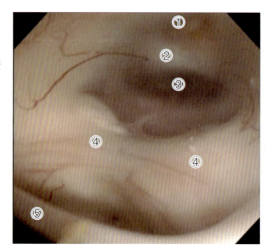

进而接近松果体区，此入路对于ETV无实际意义，但适用于松果体区肿瘤活检。

▶ 第三脑室底造瘘

以漏斗凹陷为顶点、乳头体连线为底边可画一个等腰三角形（图5）。用造瘘钳在三角形中心造瘘，再用球囊对瘘口进行扩张。使用前端鸭嘴形状的钳子可以相对容易地将较厚的灰结节撑开，完成造瘘。用电刀进行造瘘时有可能对基底动脉造成损伤，应严禁使用。遇到灰结节非常菲薄时，单用球囊导管就可直接穿刺造瘘成功。造瘘部位少量出血时，通过持续冲洗加球囊局部压迫的方法，大多可成功止血。

图5　第三脑室底造瘘

对漏斗隐窝（①）和两侧乳头体（③）组成的等腰三角形中心（②）区域进行造瘘

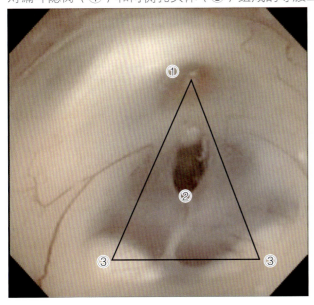

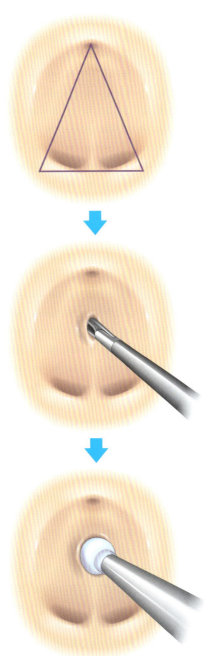

球囊扩张过程中，有时会发生心率过缓、血压下降的情况。进行球囊扩张前，术者应该告知麻醉师上述情况有可能发生，使其做好思想准备。当出现心率减慢、血压降低时，应迅速放水后撤掉球囊。造瘘口口径达到5mm时，镜头即可通过造瘘口，进入桥前池观察。进入脚间池后，观察Liliequist膜和蛛网膜是否正常，如果存在粘连增厚，就应尽可能在此增厚的膜结构上进行二次开窗造瘘。

充分打开脚间池后，可以清楚地观察到基底动脉、脑桥、动眼神经等结构。镜头回撤至第三脑室内，将灌洗液临时关停，这时观察造瘘口的开放情况（图5）。如果看到脑脊液的往返流动（to-and-flo），就说明造瘘成功。确认无活动性出血后，结束第三脑室内操作。

▶ 撤去电子镜过程

镜头成角状态解除，恢复至其刚进入第三脑室内的状态，边观察第三脑室结构，边将镜头撤出室间孔（Monro孔）。镜头从侧脑室内到撤出皮层的过程相对无风险，动作稍快也相对安全。上述全程保持持续脑室灌洗。

▶ 撤去脑室穿刺鞘

一边将止血海绵等可吸收止血材料填充入穿刺鞘，一边缓慢回撤鞘，可以减少硬膜下积液、脑脊液漏的发生[4]。笔者不建议同时使用纤维蛋白胶（可能考虑到流入脑室易发生梗阻）。

▶ 关颅

幼儿患者硬膜必须缝合，此年龄以上患者，骨孔用保存好的骨膜填充后，用单丝可吸收线原位缝合复位。帽状腱膜用可吸收缝线埋线缝合，头皮用单丝尼龙缝线做连续缝合，手术结束。

▶ 术后并发症

术后高热

虽然使用人工脑脊液作为灌洗液可以减少术后发热，但术后48~72h期间患者体温经常会超过38°。其发生原因可能是下丘脑的体温调节功能一过性受损，因此术后早期的发热不要轻易诊断为室管膜炎症。

脑脊液漏

如前所述，幼儿病例关颅时务必缝合硬膜，皮层造瘘通道用止血海绵等填充以防止脑室内脑脊液外流。脑室穿刺部位的皮肤切口多采取弧形切口（直切口下脑脊液外渗更易发生）。关颅时，帽状腱膜和头皮分层缝合。只要时刻重视脑脊液漏的发生率，将上述预防措施做到位，即便是小儿患者，术后脑脊液发生率也会很低。

痉挛发作

原则上不用给予抗痉挛药物。如术前就有痉挛发作史，且一直服用抗痉挛药物，术后应尽早恢复药物服用。

尿崩症

第三脑室底造瘘部位跟漏斗隐窝距离较近，术后尿崩症时有发生。笔者虽然无此经验，但为应对术中术后尿崩症的发生，麻醉后留置导尿保留至术后NICU，并且术后进行严格的水钠出入量管理。

▶ 术后随访

术后需定期进行MRI评估造瘘口通畅情况。造瘘口通畅时会有明显的流空现象（flow void），这在普通T2像中就可清晰显示。CISS序列的增强T2矢状位像不但可以清晰地显示造瘘口附近的流空现象，对于造瘘口的细微解剖结构也能高清晰度再现。一般来说，ETV术后脑室缩小程度没有分流术后敏感，但术后5年，二者脑室缩小区基本等效[5]。

术后随访中也有造瘘口愈合的病例，根据愈合时间不同分为早期愈合（术后1个月以内发生）和晚期愈合（术后1个月以后发生）两种类型。在晚期愈合中，有个别病例属于进展迅速的急性脑积水（late rapid deterioration），应按急诊处理。小儿患者ETV术后随访内容等同于分流术后随访。

● ETV治疗要点

▶ 手术适应证

未满1岁的幼儿相比1岁以上幼儿，ETV术后改善率低。特别是出生后未满6个月的幼儿，ETVSS评分最高不超过50分，这也提示术后改善率低于50%。即使术中可以同时对脉络丛进行电烧，对于小儿交通性脑积水的ETV手术适应证把握也要慎之又慎。

▶ 个体化的手术规划

颅骨钻孔的位置准确，穿刺鞘穿刺通道适宜，ETV手术本身操作并不复杂。相反如果皮层入路选择不正确，加之解剖定位不准，术者在实际操作中常会陷入所谓的"坑"（pitfall）中。为了避免术中入"坑"，术前必须仔细阅读MRI等影像学资料，选择好左侧还是右侧穿刺，定位好颅骨钻孔位置，计算好脑表皮到脑室之间的距离，确定好最合适的手术入路等。

▶ 术中解剖辨认不清，所谓"迷路"时的对策

脑室内解剖结构辨认不清时，首先应确认镜头视角方向是否扭转，冲水通道是否打开，脑室内灌洗液灌流是否连续。其次，再确认内镜显示模式是否正确，可以重新开机重启进行校正。如果视野能看到脉络丛结构，可以顺着脉络丛找到室间孔（Monro孔），重新解剖定位。

▶ 手术器械的替换

在第三脑室内进行活检病理钳、球囊导管的替换操作，对于不熟练的手术助手来说存在一定风险。建议先在侧脑室或者穿刺鞘内比较宽敞的空间内进行，待操作熟练后，逐渐过渡到第三脑室内镜下操作。ETV操作很少遇到出血严重到镜头不敢移位怕丢失视野的情形，因此遇到出血时，也可将镜头退到侧脑室或者完全撤出颅内再进行器械替换。

▶ 规避相关风险

当ETV手术中遇到困难时，最重要的是要规避风险，避免困难进一步演变为灾难事故。即使造瘘无法完成，还有分流的补救措施可以最终解决脑积水问题。当无法按照手术预定方案完成，现场如果判断勉强继续手术将极可能带来诸多风险时，要立即暂停操作停止手术。当术者犹豫不决时，作为助手应及时提醒并喊停（及时踩刹车也是一名合格助手的职责）。

▶ 应对出血的预案

ETV术中的出血，一般通过持续灌洗+球囊局部压迫多可止住，很少用到特殊止血设备。即便如此，相应的止血设备（双极电凝、电极贴片、单极电凝等）也应备齐，以防万一。

▶ 储液囊的留置问题

前面提过晚期造瘘口愈合病例中，有迟发快速进展型（late rapid deterioration）急性脑积水急症的发生。为了能及时应对处理此类急症，以前就有很多文献建议ETV手术同时留置储液囊。对于小儿患者，业内共识是尽量减少植入物的放置。因此对于ETV是否同时留置储液囊的问题，争议颇多。笔者的经验是为了安全撤掉分流装置，或者ETVSS术前评分不高的患者，ETV同时留置储液囊，常规ETV手术则不留置。留置储液囊的手术需要用到Peel-Away型穿刺鞘，单纯ETV对于穿刺鞘品牌无要求。

参考文献

[1] Kulkarni AV, Drake JM et al. Canadian Pediatric Neurosurgery Study Group. Endoscopic third ventriculostomy in the treatment of childhood hydrocephalus. J Pediatr 155:254-259, 2009

[2] 西山健一，藤井幸彦. 小児水頭症に対する外科治療の最前線. 脳外誌 24:452-458, 2015

[3] Gianaris TJ, Nazar R, Middlebrook E, et al. Failure of ETV in patients with the highest ETV success scores. J Neurosurg Pediatrics 2017; 20: 225-231.

[4] Kurschel S, Ono S, Oi S. Risk reduction of subdural collections following endoscopic third ventriculostomy. Childs Nerv Syst 2007; 23: 521-526.

[5] Kulkarni AV, Sgouros S, Leitner Y, et al. International Infant Hydrocephalus Study (IIHS): 5-year health outcome results of a prospective, multicenter comparison of endoscopic third ventriculostomy (ETV) and shunt for infant hydrocephalus. Childs Nerv Syst Epub ahead of print 2018.

蛛网膜囊肿

下地一彰　日本顺天堂大学大学院医学研究科脑神经外科学副教授

疾病概述

蛛网膜囊肿是由蛛网膜包裹形成的良性、非肿瘤、脑实质外的囊性病变。内部囊液成分近似于脑脊液，可视为等同于脑脊液[1]。

因为其包膜是由蛛网膜构成的，所以蛛网膜囊肿可发生于颅内、椎管内的任何部位，总体来说幕上发生率较高，据统计接近90%。根据Abtin和Walker撰写的关于小儿蛛网膜囊肿文献回顾显示，其颅内发生部位发生率如表1[1]所示。发生率从高到低排列，顺序为颅中窝>颅后窝>鞍上，其他相关研究论文结论也与此结果一致。近年来，体检中偶然发现的病例在逐渐增多，发生于颅中窝蛛网膜囊肿的比重也在增加。颅中窝蛛网膜囊肿患者中，男女患儿比例为3∶1，左侧居多。在胎儿期蛛网膜囊肿的筛查中，研究者们发现了一个有趣现象，胎儿蛛网膜囊肿多发于大脑半球纵裂，其次为脑室内、四叠体池，此结果与出生后儿童期蛛网膜囊肿发生部位发生率不同。

表1　小儿蛛网膜囊肿颅内发生部位发生率

发生部位	发生率（%）
侧裂/颅中窝	42
颅后窝	24
鞍上池	10
四叠体池	7.5
大脑纵裂	7.3
颅顶	5.7
其他	2.5

临床症状

蛛网膜囊肿主要引起以下临床症状：

- 囊肿对周围脑组织、神经的压迫症状；
- 囊肿压迫或者直接阻塞脑室系统引起梗阻性脑积水，导致颅内压（intracranila pressure，ICP）升高；
- 头疼、痉挛、发育迟缓等非特异性症状。

小儿患者还常见头围扩大、囟门扩大伴张力增高、颅缝增宽、发育迟缓等。临床更常见的蛛网膜囊肿病例多为头外伤后，于门急诊行头部CT检查时偶然发现，此类患者多为无症状。

手术适应证

本疾病的治疗目的是解除囊肿对正常脑组织的压迫，恢复脑脊液循环的正常通路，解除脑积水，防止开放后的囊肿再次封闭。目前虽然没有明确的关于何种类型的蛛网膜囊肿需要手术，但业内共识是只处理有明确临床症状的蛛网膜囊肿。临床症状与囊肿发生部位有关，例如鞍上池囊肿导致的脑积水、视力障碍、垂体功能低下、性早熟、运动失调，还包括点头娃娃综合征（bobble-head doll syndrome）。四叠体池囊肿也会引起脑积水、对光反射/眼球运动障碍、眼震、四肢肌力下降、性早熟、运动失调等。颅后窝囊肿会引起头围增大，伴颅内压升高，有时还伴有智力发育迟缓和小脑等症状。上述特异性的临床症状比较容易识别，但颅中窝蛛网膜囊肿也时有发生痉挛、颅骨变形、智力发育迟缓、头痛等非特异性症状[2]。

影像学诊断

头部X线片

颅骨厚度非对称，接近囊肿的颅骨明显菲薄。

头部CT

可见脑脊液信号密度相同的囊性病变。颅中窝蛛网膜囊肿病例，骨窗可见颞骨菲薄化并呈现局部膨隆性生长，有时还伴有蝶骨小翼上抬或者蝶骨大翼向前方移位。

头部MRI

可见脑脊液信号相同的囊性病变。增强T2（heavy T2）或者CISS序列可以清楚地显示囊肿周围精细的解剖结构。

关于蛛网膜囊肿的手术方式有以下几种：显微镜下囊肿包膜切除、神经内镜下囊肿开窗术、囊肿-腹腔分流术。手术方式的选择需要考虑囊肿的发生部位、是否合并脑积水等因素，来综合判断。内镜下囊肿开窗术适用于鞍上池囊肿、四叠体池囊肿，脑室内囊肿比桥小脑角区更适合内镜处理，同样位于颅中窝的囊肿也比邻近大脑颅顶部位囊肿更适合囊肿开窗术，小脑枕大池囊肿也可尝试内镜开窗术。

实施内镜开窗手术前，必须仔细阅片，详细掌握囊肿周围解剖情况。例如颅中窝囊肿，术者必须清楚囊肿内侧的脑池中及邻近有哪些重要组织结构，术中如何调整镜头的观察角度，也要在术前做到心中有数。鞍上池囊肿常继发脑积水，合理选择从左还是从右额角入路，更便于打通囊肿-桥前池，也要考虑颅孔下方的皮层穿刺部位是否有皮层静脉阻挡等情况。

笔者通常使用14mm口径的颅钻钻颅（Codman），所得骨孔直径11mm。硬膜做十字切开后，使用5.8mm口径的Peel-Away穿刺鞘进行脑室穿刺。当有皮层静脉阻挡入路时，建议扩大骨孔调整部位，尽量避免电凝静脉（有术后发生静脉阻塞可能）。术前的知情同意书（informed consent）也要详细说明这些风险。特别强调的是，要向患者解释清楚临床症状和囊肿之间的因果关系，手术的选择必须慎重[3]。

🔵 标准操作技术

▶体位

鞍上池囊肿、四叠体池囊肿按第三脑室底造瘘术（ETV）准备。患者取仰卧位，头正立下颌微屈曲，使颅孔位置尽量位于最高点（减少脑室积气）。用马蹄形头托固定头部（图1a）。

位于颅中窝的蛛网膜囊肿，手术体位也取仰卧位，头偏向囊肿对侧90°，开颅小骨窗位置也调整至最高点（图1b）。避免头颈部过度偏转，同侧肩下垫枕保护。

尽量使皮层造瘘部位位于高位，最大限度地减少颅内积气的发生。

图1 　根据蛛网膜囊肿的发生部位设计皮肤切口

a：处理鞍上池蛛网膜囊肿时的皮肤切口和钻孔位置同ETV手术
b：处理颅中窝蛛网膜囊肿时的皮肤切口。设计皮肤切口时要将小骨窗同想要开放打通的脑池位于一条直线路径上，实际脑池位置比预期要偏低

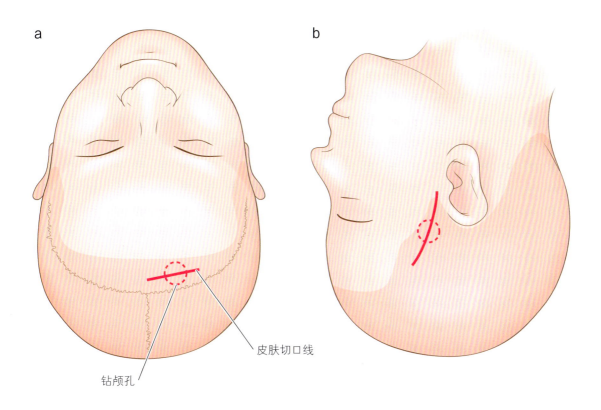

a

b

皮肤切口线

钻颅孔

◗ 术间摆台及设备摆放

在笔者所在单位，术间摆台及设备摆放如图2所示。在患者头侧留出方便术者及助手操作的足够空间，监视器通过吊臂或者延长臂放置于术者正前方。人工脑脊液（Artcereb神经外科手术用洗净灌洗液，大塚制药生产）放置位置要满足方便助手和巡回护士随时查看的要求。

接下来，我们会介绍临床相对常见的鞍上池蛛网膜囊肿和颅中窝蛛网膜囊肿的手术概况。

图2　脑室镜手术的基本摆台

术者立于患者头侧，监视器位于术者正前方，如此放置能减少脑室内方位感错乱的发生。人工脑脊液放置位置也要尽量满足助手和巡回护士查看方便

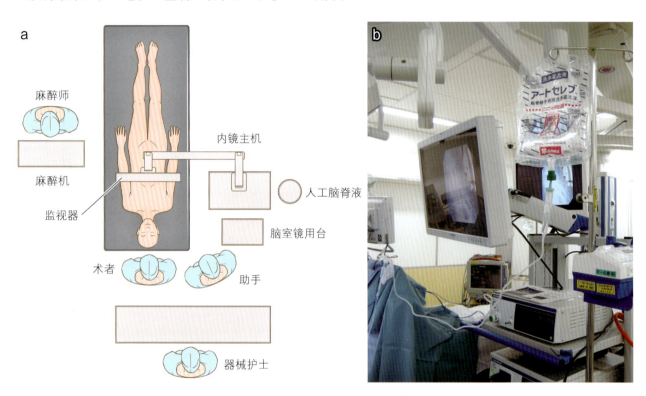

▶ 鞍上池蛛网膜囊肿

鞍上池蛛网膜囊肿手术操作类似ETV手术过程。笔者所在单位常规通过手术先开通囊肿与脑室，再开通囊肿与桥前池，故称脑室-囊肿-脑池开窗术（ventriclocystocisternostomy）。

脑室穿刺之前的操作

常规颅骨钻孔位置为冠状缝前1cm，中线旁开2.5cm，根据实际需要选择右侧或者左侧穿刺。皮肤切开和钻孔操作见图2。笔者习惯成人患者采用直切口，儿童特别是婴幼儿要考虑到术中改为分流手术的可能，兼顾引流系统的皮下走行，建议采用小C形切口。为了减少术后脑脊液漏，帽状腱膜也做C形切开，术中避免干燥，关颅时帽状腱膜原位缝合覆盖骨孔。

电子软镜有一定的活动性，术中镜头位置有一定的调整余地。而硬式脑室镜工作通道是一条直线，必须根据MRI矢状位图像设计钻孔位置，使颅孔—室间孔—三脑室底开窗部位这三点在一条直线上。

脑室穿刺之前的操作至关重要。颅孔设计不合理将会对之后的脑室镜操作造成极大影响。骨孔偏差的原因考虑可能是，皮肤切开后使用牵开器使皮肤切口向后方移位，或皮肤切口中心与原设计颅孔位置错位。钻颅孔成功后，烧灼硬膜后切开。硬膜开放程度以满足在11mm孔径骨孔里，能顺利置入外径5.8mm的穿刺鞘为宜。如遇到皮层静脉阻挡入路，尽量不要电凝静脉，可以用磨钻扩大骨孔，直径较粗的皮层静脉必须保留。

为了预防小儿患者术后脑脊液漏的发生，穿刺鞘或者脑室镜拔除后，需对硬膜进行水密缝合。小儿患者不要做十字硬膜切开，可以行稍长的线性切开，方便缝合。同样要有术中骨孔扩大、切口延长的预案。

穿刺位置常规选在脑回皮层而非脑沟内。从脑沟行脑室穿刺会损伤两个脑回。同时脑沟内有血管走行，穿刺可能引起脑沟深部出血。脑室穿刺不是一步到位，而是依次使用从细到粗的穿刺针逐步扩张皮层隧道。术前计算好从皮层到进入脑室的准确距离（单位：cm）。如果穿刺深度超过预期值，可能穿刺针进入了对侧脑室。确认穿刺针尾部有脑脊液流出后，换透明穿刺鞘（Peel-Away）进行穿刺。穿刺深度通过外层的标识进行计量。Peel-Away的4个支脚可完全固定，但松紧程度以适宜给内镜一定可活动余地为好[3]。

内镜操作

　　术前确认光源工作状态正常与否。导入脑室镜前先完成白平衡调试。监视器画面的上下左右跟实际镜头上下左右活动要保持一致。使用电子软镜时，要明确镜头前端可调整的角度及尺度范围。

　　适当降低手术台，关掉无影灯，将穿刺鞘芯拔出，脑室镜自外鞘中心导入，镜头进入侧脑室。一定要在人工脑脊液持续灌注下进行内镜手术操作，冲洗液从穿刺鞘与脑室镜之间的空隙流出，流出量和灌洗量大致平衡。如果流出不畅，就会引起颅内压升高，出现心律减慢。在笔者所在单位，助手负责时时关注灌洗液的流出情况。

　　脑室镜进入脑室后，能看到从室间孔向侧脑室凸起的囊肿上壁（图3）。这个上壁是由蛛网膜+第三脑室底共同构成的，血管较丰富，质地比较坚韧。上壁前方就是囊肿内部，无重要解剖结构。因此，可以使用双极电凝快速在上壁进行烧灼，脑室镜下使用剪刀进行开窗操作。开窗大小不够时，可以使用球囊导管进行瘘口扩张（图4）。随着镜头进入蛛网膜囊肿内部，清晰而漂亮的视野将会呈现于显示器上（图5）。垂体柄、垂体、鞍背、斜坡、两侧颈内动脉发出的两侧后交通动脉、大脑后动脉、基底动脉构成的Willis动脉环后循环部分都在视野内清晰可见。看清周围解剖结构后，进行囊肿下壁开窗，沟通桥前池。可以使用造瘘钳在基底动脉和斜坡之间区域造瘘。不同于囊肿上壁结构，下壁周围都是重要解剖结构，要避免使用双极电凝进行灼烧操作，建议钝性开窗。造瘘成功后再使用球囊对造瘘口进行扩张。镜下能观察到脑脊液的往返流动，这是造瘘成功的标志（图6）。

　　手术结束阶段，逐渐减缓灌洗速度，观察术野内有无活动性出血。如遇出血，保持灌洗液持续冲洗，一般的出血都可止住。确认无出血后，将脑室镜从穿刺通道中撤出。慢慢撤掉穿刺鞘，确认穿刺通道有无出血。如遇出血也可采用灌洗液冲洗止血。最后，为了减少脑脊液漏和硬膜下积液的发生，可以用吸收性明胶海绵或者流体明胶适度填塞皮层造瘘通道，缝合皮肤，结束手术。小儿、婴幼儿患者，硬膜需要行水密缝合，骨孔也要用帽状腱膜进行覆盖后原位缝合，最后做皮肤缝合，结束手术。

图3　鞍上池蛛网膜囊肿的上壁①

蛛网膜囊肿的上壁通过室间孔突入侧脑室，此层膜结构也包含第三脑室底，血管分布较丰富，质地坚韧

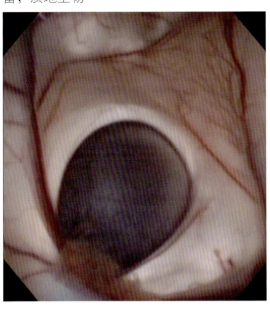

图4　鞍上池蛛网膜囊肿的上壁②

使用双极电凝烧灼后，在蛛网膜囊肿的上壁进行开窗，当造瘘口宽度不够时，用球囊进行二次扩张

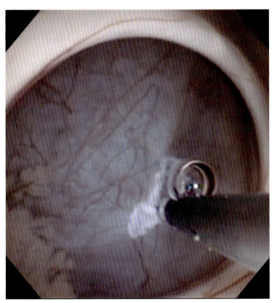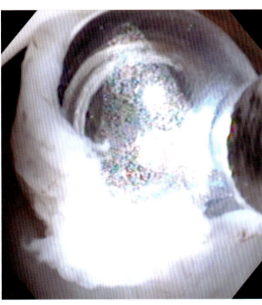

图5 鞍上池蛛网膜囊肿内部观

镜头穿过上壁造瘘口，进入囊肿内部，可以透过下壁观察到周围的解剖结构。在鞍背和基底动脉之间进行二次开窗，贯通囊肿，开放桥前池

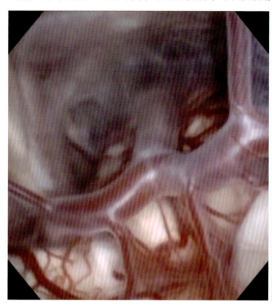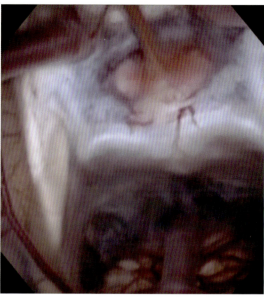

图6 鞍上池蛛网膜囊肿下壁开窗

建议使用造瘘钳在囊肿下壁安全区域进行钝性操作，再用球囊对造瘘口进行二次扩张

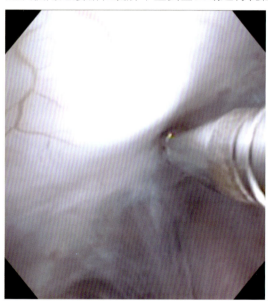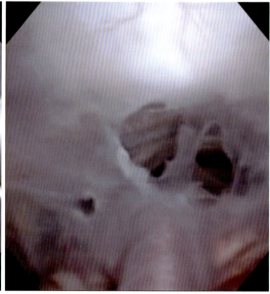

▶ 颅中窝蛛网膜囊肿

不同于鞍上池蛛网膜囊肿的位置深在，颅中窝底囊肿位于硬膜下。因为没有皮层覆盖，必须处理好硬膜，预防术后脑脊液漏的发生。

导入内镜之前的操作

摆好体位后，沿耳前发际线内做弧形切开，连同颞肌形成肌皮瓣翻转牵开。骨窗设计满足与基底池同在一条直线路径上，在囊肿壁正上方做直径3cm小骨窗。

取下骨瓣后，为了减少术后硬膜下积液的发生，骨窗周围一圈颅骨钻小孔，将硬膜连同囊肿壁外膜一起缝合悬吊（图7）。

图7　颅中窝蛛网膜囊肿的外壁

钻骨孔，铣下小骨窗。线性剪开硬膜的目的是便于关颅时做水密缝合。预防术后硬膜下积液发生，骨窗周围硬膜连同囊肿壁外膜一起悬吊

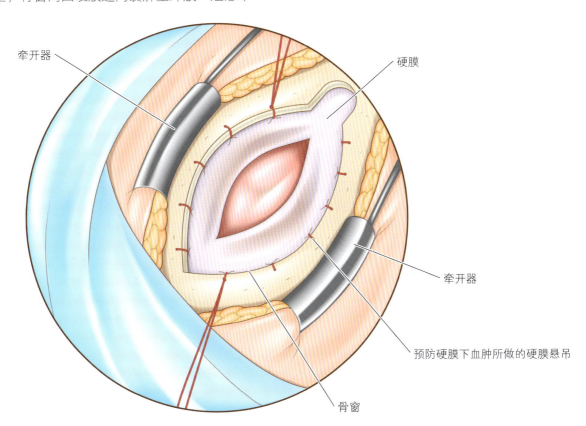

牵开器

硬膜

牵开器

预防硬膜下血肿所做的硬膜悬吊

骨窗

内镜操作

　　硬膜做线性剪开，方便关颅时行水密缝合。开放硬膜时要注意保持蛛网膜囊肿的外膜完整。剪开外膜后，导入脑室镜。因为囊肿就在硬膜下，无须穿刺鞘辅助。同前所述，助手负责确认灌洗液从脑室镜与囊肿外膜之间空隙的流出情况。导入内镜后，仔细观察预想开窗的脑池解剖。透过囊肿内侧壁可以看到后方的小脑幕、颈内动脉、大脑中动脉、大脑后动脉、视神经、动眼神经等结构（图8）。因为上述诸多重要结构的存在，选择开窗部位时务必慎重。常用开窗部位（图9）有天幕缘-动眼神经间隙、侧裂静脉-动眼神经间隙、视神经-颈内动脉间隙（opticocarotid space）、视交叉前池（prechiasmatic space）、对侧视神经-颈内动脉间隙（opticocarotid space）等。确认开窗位置后，使用造瘘钳进行钝性操作，配合球囊对造瘘口进行扩张（图10）。透过造瘘口可以清晰地观察到脑池里的大脑中动脉、视神经等结构（图11）。造瘘口较狭小时，可以行多孔造瘘[3]。

　　同样完成开窗造瘘后，控制灌洗液观察术区是否有出血。撤去内镜后，硬膜必须水密缝合，还纳骨瓣后缝合皮肤。

图8　颅中窝蛛网膜囊肿的内部观

切开囊肿外膜，导入内镜，可以透过囊肿壁看到后方的诸多结构

a：左侧侧裂静脉
b：小脑幕切迹
c：左侧大脑中动脉
d：左侧动眼神经
e：左颞叶

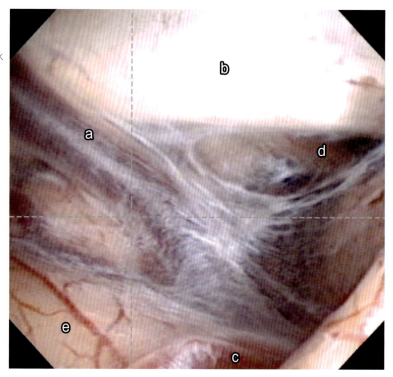

图9 颅中窝蛛网膜囊肿的常见开窗部位

根据术中实际情况，在a~e这5个区域选择最安全的地方造瘘

a：天幕缘–动眼神经间隙

b：侧裂静脉–动眼神经间隙

c：视神经–颈内动脉间隙
（opticocarotid space）

d：视交叉前池（prechiasmatic space）

e：对侧视神经–颈内动脉间隙
（opticocarotid space）

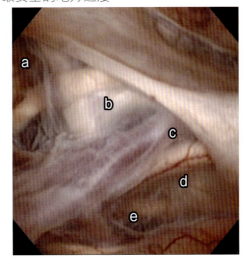

图10 颅中窝蛛网膜囊肿内壁开窗

确定好造瘘位置后，使用造瘘钳在囊肿内壁进行钝性造瘘。右图蓝色区域内为造瘘安全区

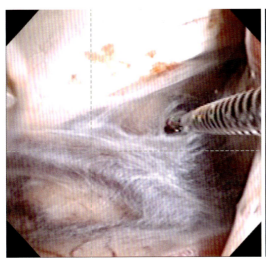 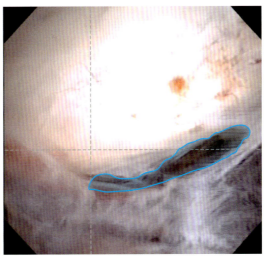

图11 穿过颅中窝蛛网膜囊肿内壁造瘘口，观察脑池内结构

镜头穿过造瘘口，证明造瘘完全

a：左侧大脑中动脉

b：左侧视神经

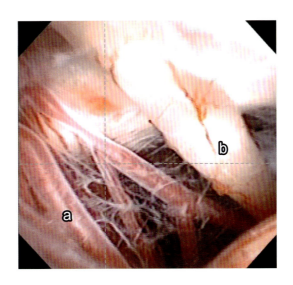

▶ 手术并发症

蛛网膜囊肿开窗术最严重的并发症是术中出血及重要解剖结构损伤。多数出血，用灌洗液持续灌洗多能止住。当视野内泛红模糊时，务必保持镜头位置不动，具体处理措施详见前文所述。关于避免术中损伤重要解剖结构方面，鞍上池囊肿进行下壁开窗时要注意保护桥前池的诸多重要结构，颅中窝囊肿内壁开窗时要注意保护基底池内的诸多重要结构。在处理导水管未闭塞鞍上池囊肿的病例时，只要打通囊肿与脑室，无须强求完成囊肿下壁造瘘而开放桥前池。在处理颅中窝蛛网膜囊肿时，如果考虑脑室镜下造瘘操作困难，可转为显微镜下直视开窗。

● 治疗要点

▶ 囊肿-脑室脑池开放程度

蛛网膜囊肿的治疗目的是解除囊肿对周围正常组织的压迫。当术前伴有梗阻性脑积水时，术中一定要打通脑脊液循环，防止造瘘口晚期愈合，囊肿复发。因此近年来，脑室镜手术才逐渐成为处理蛛网膜囊肿的首选。鞍上池蛛网膜囊肿的首选外科治疗就是脑室镜开窗术，内镜下的具体操作也很重要。比较不同术式的囊肿复发率，单纯只做脑室-囊肿开窗术（ventriclocystostomy）对比囊肿下壁也开窗的脑室-囊肿-脑池开窗术（venticlocystocisternostomy），复发率前者为16%~27.3%，后者为0~8%。考虑手术风险的高低，如果是术前导水管通畅的鞍上池囊肿，不强求下壁开窗，沟通桥前池。

▶ 预防性手术的必要性

颅中窝蛛网膜囊肿的非特异性症状较多，其手术适应证一直存在争议。有学者认为即使无临床症状，为避免脑外伤患者可能出现的颅内出血，提倡对此类病例进行预防性手术。但也有报道对此类无症状患者单纯随访，颅内出血年发生率低于0.04%。因此是否建议预防性手术，目前尚无定论。

▶ 手术方式的选择

处理颅中窝蛛网膜囊肿有多种手术方式：显微镜下囊肿开窗术、脑室镜下囊肿开窗术、囊肿-腹腔分流术。Chen的文献回顾提示上述3种手术方式都能取得很好的症状改善率和囊肿缩小率，但从短期并发症来看，显微镜下囊肿开窗术最多；从长期并发症看，囊肿-腹腔分流术最多。因此得出结论，脑室镜下囊肿开窗术是处理蛛网膜囊肿最合适的手术方式。

● 本章结束语

　　本章以鞍上池蛛网膜囊肿和颅中窝蛛网膜囊肿为代表，介绍了脑室镜处理蛛网膜囊肿的外科治疗。虽然根据囊肿的发生部位不同，手术适应证的选择尚存在争议，但内镜治疗蛛网膜囊肿的预后还是值得肯定的。随着内镜手术器械的不断改良，内镜手术正朝着更加微创、更加安全的方向稳步发展。

参考文献

[1] Richard WH, et al. Youmans Neurological Surgery sixth edition Section IV Pediatrics Chapter 178 Arachnoid cysts Wetjen NM and Walker ML 2011. p1911-1917.

[2] 山崎麻美，坂本博昭編 . 小児脳神経外科改定 2 版　第 5 章先天性疾患 くも膜囊胞 · 頭蓋内囊胞性疾患，金芳堂，2015. p346-379.

[3] 下地一彰，宮嶋雅一 . NS Now No.11 小児脳神経外科　安全な手術のコツを伝授　くも膜囊胞，メジカルビュー社，2010. p120-131.

[4] Chen Y, Feng HJ, Li ZF et al. Treatment of Middle Cranial Fossa Arachnoid Cysts: A Systematic Review and Meta-Analysis World Neurosurg 2016; 92: 480-490.

颅内血肿

山本拓史　日本顺天堂大学医学部附属静冈医院脑神经外科教授

● 颅内血肿

　　根据出血部位不同，颅内出血的手术适应证也有所不同，日本国内神经外科处理脑出血的基准主要是开颅清除血肿。但随着微创内镜手术的普及，以往的手术适应证已经不适合评判所有脑出血手术。在充分理解内镜手术特点的基础上，为每位脑出血患者进行个体化手术评估已经非常必要了。原则上，脑出血手术适应证主要根据《2015年版脑卒中治疗指南》制定[1]，该指南是以开颅术、立体定向手术为中心制定出来的。

● 手术适应证

　　手术适应证的判断主要根据临床症状和出血量反映出来的重症程度而定。出血达31mL以上就有手术指征。但若临床症状较轻，单纯保守治疗也有可能逐渐康复。出血量80mL以上的重症病例，经手术虽可改善生存率，但血肿本身造成的功能预后改善效果欠佳。本章着重讨论出血量为30~50mL，伴有相应临床症状的中等程度脑出血患者群体，在接受内镜血肿清除术后，其运动、感觉功能的预后改善情况[2]。

▶ 小脑出血

　　小脑出血时血肿长径3cm以上就达到外科治疗的基准[1]。对比常规开颅清除血肿，内镜手术时间要缩短很多，相当于开颅手术的1/3时间内就能充分清除血肿。内镜血肿清除可以作为紧急情况下快速减压的急诊处置术式。美国心脏联合会（American Heart Association，AHA）的海外指南[3]推荐对小脑出血进行积极外科干预。根据笔者经验，考虑血肿长径大小，以及脑干受压和梗阻性脑积水等并发症发生的情况，建议积极进行内镜血肿清除手术。

▶ 皮层下出血

　　STICH（surface hematoma strial）是评估早期皮质下出血清除手术效果的临床试验，结果提示早期外科干预有意义。但至今为止，基于STICH的治疗指南或者共识一直未确立。日本国内普及的内镜手术同经典开颅手术相比，在低侵袭性方面并不占优势，所以对于皮层下出血的手术适应证还应慎重讨论。

▶ 脑室出血

　　不同于其他部位的脑出血，清除脑室内出血的手术目的不只是通过清除血肿达到减压效果，更在于解除梗阻性脑积水，早期去除血肿以减少血肿降解吸收过程中产生的有害物质对脑组织的不良影响。近年来，脑出血后继发脑积水的病理机制逐渐被重视。有学者主张早期内镜下脑室内血肿清除不但可以阻止继发性脑积水的形成、维持正常脑脊液循环，还有维护脑脊液生理稳态、改善正向波等叠加益处。以往对于单纯丘脑出血多采取保守非手术治疗，但随着内镜微创技术的普及，很多丘脑出血伴或不伴破入脑室也逐渐选择了内镜血肿清除手术，在不损伤锥体束的情况下内镜手术可以清除丘脑血肿，术后患者意识状态也能快速得到改善。甚至对于蛛网膜下腔出血、烟雾病出血破入脑室等病例，内镜下清除脑室内血肿能快速降低颅内压，作为上述疾病的辅助治疗手段（非根治）也在发挥着积极作用。

诊断

头部CT是脑出血最有效的初步诊断方法。除了CT，常规的脑出血病例都要进行血管检查。增强CT、3D-CTA等可排除破裂动脉瘤、动静脉畸形（arteriovenous malformation，AVM），必要时也可追加DSA、MRI/MRA检查。血肿的3D-CT重建对于掌握血肿形状、空间位置等情报都有帮助，有助于明确血肿穿刺定位、手术路径选择（图1）。近年来高龄脑出血患者有增多趋势，这与很多老年患者服用抗凝药物、抗血小板药物等有关。在询问病史及用药史时，不但要询问抗凝药物、抗血小板药物等抗血栓类药物的服用情况，还要注意患者是否正在服用某些抗凝药物的拮

图1　壳核出血的3D-CT影像
术前3D-CT可以清晰显示血肿形状，同时通过CT造影（a）和3D-CTA（b）评估血管情况

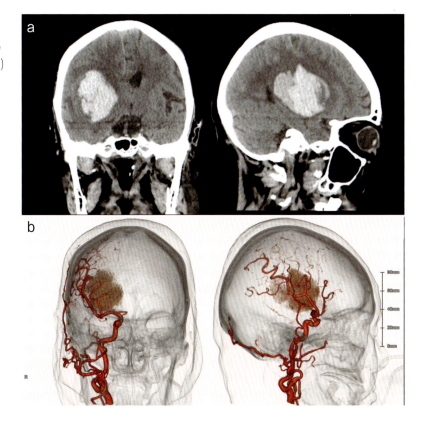

抗剂。如果正在服用，术前应给予上述药物的拮抗剂（依达鲁奇单抗：一种用于紧急情况下逆转达比加群、冻干人凝血酶原复合物）后，实时监测凝血功能变化。对于服用抗血小板药物的患者，因为抗血小板药物无中和拮抗药物，术前需要输血小板后，再进行手术。如果患者症状允许，可将急诊手术转为亚急诊或择期手术。

● 术前准备

　　器械准备包括：透明穿刺鞘、清除血肿用的吸引器、内镜系统。硬式内镜在脑出血手术中应用较多，特殊情况下才使用软式内镜。透明穿刺鞘和吸引器有多种款式，根据不同内镜孔径选择。2.7mm口径内镜选用6mm管径穿刺鞘，4mm口径内镜选用10mm管径穿刺鞘更方便操作。为了方便穿刺鞘内操作，吸引器形状按图2所示设计，可以预先准备几款不同粗细的吸引器头，术中备用。

　　关于手术体位，幕上出血取仰卧位，头部适当抬高。小脑出血全身麻醉后取侧卧位。关于术间摆台没有特殊要求，只要方便术者血肿定位和手术操作即可。显示器摆放位置满足术者及助手手术习惯，取自然姿势操作不易疲劳为宜。

图2　各种透明穿刺鞘和血肿清除用吸引器

a：内镜下清除血肿时，根据吸引器管径选用合适孔径穿刺鞘
①Neuroport™ Mini（Olympus，内径6mm）
②透明引导穿刺鞘（町田制作所，内径6mm/外径8mm）
③透明引导穿刺鞘（町田制作所，内径8mm/外径10mm）
④Neuroport™ Mini（Olympus，内径9mm）
b、c：是专为内镜下血肿清除设计的吸引器，直头吸引器设计成侧弯，更有可接单极电刀的设计，满足吸引和止血同时进行

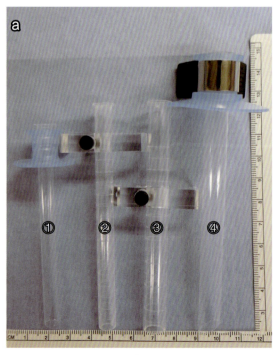
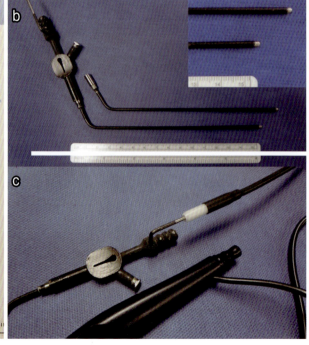

● 标准化手术操作技术

内镜下血肿清除术分为开颅、穿刺、血肿清除、止血4个步骤。

▶ 钻孔/小骨窗开颅

颅孔是皮层隧道的起点，血肿穿刺路径必须避开语言区、锥体束这些重要结构。根据出血位置、血肿形状不同，最适合的穿刺部位也有所不同。处理壳核出血、脑室内出血，颅孔多选为颅中线鼻根向上10~13cm，血肿侧旁开3~4cm（Kocher点）附近。处理小脑出血，钻孔位置选择在耳郭后缘或者在乳突（mastoid process）与枕外隆凸（occipital inion）连线中点附近，注意避开横窦（图3）。处理皮层下血肿，在血肿垂直上方钻孔即可。处理非局限、脑层广泛累及的血肿时，可考虑与血肿拉开适当距离。

皮肤切口设计要兼顾到一旦术中出血镜下止血困难，需要转为开颅时的需要。满足小骨窗大小需要，切口需要一定长度。骨窗大小满足插入通道鞘后，透明鞘要有足够的活动余地。处理表浅的血肿，骨窗可适当扩大便于术中操作。一般骨窗孔径为15mm，基本满足各种型号穿刺鞘的需要。当骨窗大小不够，穿刺鞘的活动受限，清除横径的血肿时会感到角度受限，同时对血肿腔壁出血的止血也相对困难。

处理皮层下浅表出血时，穿刺鞘的活动范围相对受限，可以考虑选择小骨窗下显微镜或者无穿刺鞘内镜下清除血肿。

图3 小脑出血的皮肤切口和颅孔位置选择

处理小脑出血时，颅骨钻孔位置选择在枕外隆凸（occipital inion, OI）与乳突（mastoid process）连线中点附近，注意避开横窦（transvers sinus）

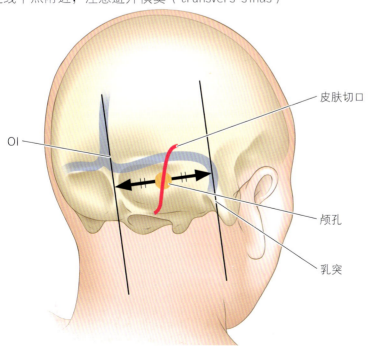

OI

皮肤切口

颅孔

乳突

▶ 血肿穿刺

　　准备合适管径的透明穿刺鞘。穿刺时避开脑皮层桥静脉，尽量选乏血管皮层穿刺。充分剪开蛛网膜，这样可减少穿刺鞘对脑皮层的压迫，减轻挫伤。穿刺方向有损伤邻近结构的风险，因此穿刺时要时刻校对方向和深度，动作轻柔。笔者一般先用脑室穿刺针对血肿进行试验性穿刺，再用穿刺鞘内芯、外筒逐步进行皮层扩张，完成穿刺鞘置入。通常壳核出血皮层下进入4~5cm即可到达血肿腔，小脑出血皮层下进入2~3cm即可。盲目穿刺过深，可能损伤脑干。当出血量小定位困难时，可借助立体定向或者神经导航辅助，超声辅助定位亦有帮助。

▶ 血肿清除

助手的作用和冲洗操作

　　血肿穿刺成功后，确认穿刺鞘的置入深度，边导入内镜边开始进行血肿清除。一般术者在持内镜的同时控制吸引器，助手负责控制穿刺鞘的方向和深度。根据手术习惯，也有助手扶镜、术者控制穿刺鞘和吸引器的做法。基本原则是术者决定穿刺鞘的方向和深度，助手使用大拇指和食指把持穿刺鞘，在不干扰术者操作情况下进行配合。助手可以将穿刺鞘的把持部分作为支点，使鞘有一定的活动度，并且要根据术者要求，实时调整透明鞘的方向和深度。有自冲洗装置除外，一般术中需要助手及时向透明鞘中注入冲洗液（人工脑脊液）。助手另一只手持注射器，按照术者指示冲洗。

　　进行止血操作时，持续的冲洗可以帮助术者确认出血点。由助手进行冲洗可以实现冲洗-吸引同步。另外，冲洗可以保持镜头及术野内的清晰。

吸引器的操作

吸引器由浅入深，沿着血肿逐步清除。通常透明鞘的初始位置，其前端以皮层和血肿的交界为理想位置，这时透明鞘的外侧是白色脑组织，鞘内视野也较为明亮（图4）。随着血肿的逐步吸除，高颅内压逐渐缓解，皮层的顺应性也逐渐提高，透明鞘的活动度随之增加。透明鞘视野下的血肿清除后，着手吸除鞘周边的血肿，微调透明鞘的方向，吸引器也随之调整方向。如遇到较硬的机化血肿，要避免吸引器的推压牵拉动作，调整透明鞘方向，从周围容易吸除的血肿开始，逐步蚕食机化血肿块。

根据笔者经验，血肿周边部分比其中心部分容易吸除。如果血肿较硬，应该主动调整透明鞘，从血肿较软部分下手，还可以适当加大吸引器吸引力度，或者更换更粗型号的吸引器。

图4　血肿腔的内镜下视野

透明鞘的前端（白色箭头所指）是脑实质（brain tissue）和血肿（hematoma）的交界面，这时的透明鞘内视野比较明亮

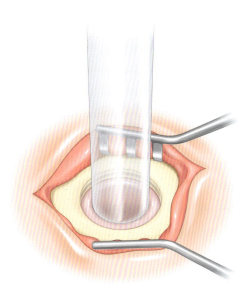
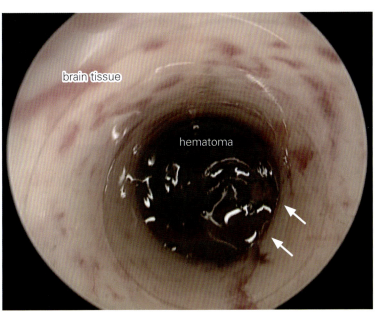

责任血管的确认和止血

吸引器吸除血肿的过程中，有时会遇到其内部走行的小血管出血，如果不迅速止血，随后的操作会变得很棘手，对于出血动脉要即时止血。壳核出血的出血点多位于血肿最深处，笔者主张即使在止血条件完备的情况下，也没必要每次都对出血点进行确认。但因作为出血源的穿通支有时会是较为发达的血管，故持续性出血一旦被确认，必须给予确切止血（图5）。小脑齿状核出血，很少有粗大穿通支血管，血肿量也相对小，吸除血肿相对容易。当血肿突破进入第四脑室，逐步清除至血肿深部时，必须清除第四脑室内的血肿（图6）。当血肿中心为小脑蚓部，特别是合并蛛网膜下腔出血时，要考虑AVM或者小脑下后动脉（PICA）动脉瘤的可能，必须进行充分的术前检查。

图5　壳核出血的术后CT
图1病例的术后CT。血肿全部清除，术后无再出血。手术时间54min

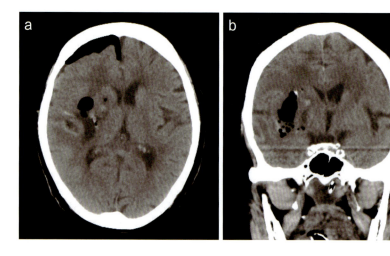

图6　小脑出血的术后CT
小脑出血破入第四脑室（a）。内镜手术清除皮层内及第四脑室血肿。该病例血肿腔留置引流管（b）

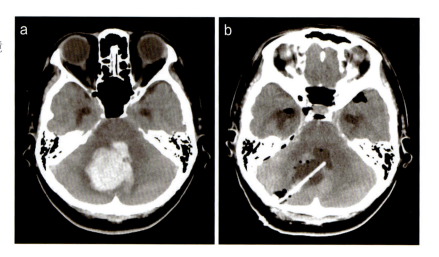

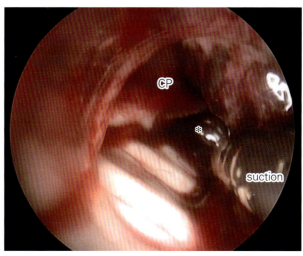

脑室的解剖学标志

进行清除脑室内血肿手术前，需要掌握几个重要的脑室内解剖学标志。这些标志包括脑室壁的静脉血管、Monro孔、脉络丛、穹隆，认清上述结构才可能安全地清除脑室内血肿。手术原则为从脑室上部（血肿浅部）开始清除，逐步清除额角内血肿。此期间不急于确认室间孔结构，先确认额角内侧壁的透明隔前经脉（anterior septal vein）。随后将透明鞘向后方（枕角）调整，清除侧脑室体部血肿，此过程注意不要损伤侧脑室底部的脉络丛结构。由透明鞘引导，慢慢清除侧脑室上部血肿，即使使用长度为10cm的透明鞘，要想到达枕角也相当困难。吸引器超过透明鞘前端后，吸引操作要轻柔，避免野蛮操作（图7）。当清除完枕角的血肿后，仔细观察

图7　清除侧脑室后角血肿

注意不要损伤脉络丛（CP），将穿刺鞘逐渐调整朝向侧脑室后角，逐渐吸除后角血肿。如果穿刺鞘前端无法抵达后角，延伸吸引器（suction）前端越过穿刺鞘，小心吸除血肿（＊）

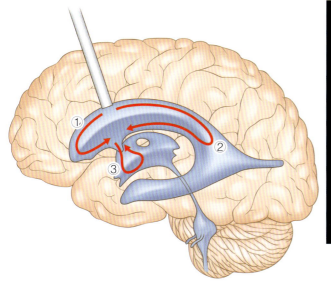

脉络丛走行，从后向前逐步找到室间孔，由此进入第三脑室内，清除第三脑室内血肿（图8a）。在处理急性脑积水的病例时，室间孔常无明显扩张，穿刺鞘进入第三脑室后活动度受限，此时建议术者只将视野内的血肿清除即可（图8b）。如果盲目强行操作可能会对穹隆造成损伤，务必要避免此类情况的发生。

◗ 止血

出血点的确认和止血技巧

　　残存血肿清理完毕后，镜下血肿清除手术基本完成。接下来介绍一下内镜下的止血技巧。术中出血时，首先要将术野内的血吸净，保持视野清晰。确认出血点或者责任出血血管后，可以使用吸引器吸住出血血管，同时进行电凝止血。可以用电刀接触吸引器前端进行电凝，也可使用特殊带电凝功能的一体化吸引器止血，术者可通过控制脚踏板，进行止血操作（图2b、c）。

　　笔者建议采用低频多次电凝止血，止血效果相对理想。使用高频高火力短时间电凝时，吸引器前端常会跟炭化烧焦的血管粘连在一起，剥离时可能会反复出血。电凝时，助手要适度冲水进行局部降温，以减少炭化粘连的发生。

图8　Monro孔附近的血肿和第三脑室

a：小心将嵌顿在室间孔的血肿（＊）清除
b：原则上穿刺鞘不进入第三脑室（☆），只用吸引器进入第三脑室将血肿吸除，注意保护穹隆（fx）

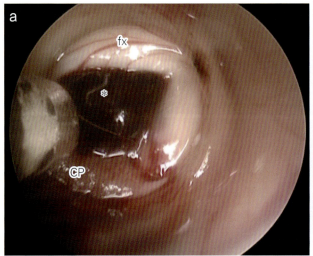 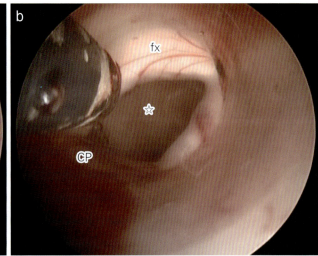

另外，人工脑脊液的持续冲洗对止血也有帮助，冲洗还有助于将血肿冲洗出血肿腔，减少血肿残留。对于无明显动脉出血的局部渗血，电凝效果不好，可以使用小片止血海绵局部压迫，也能起到较好的止血效果（图9）。

个体化治疗方案

应该根据患者的实际病情、收治医院的医疗条件，及治疗组的临床经验，制订个体化治疗方案。治疗的首要目的就是降低颅内压，解除引起梗阻性脑积水的机械因素。其次目的是尽量减少血肿降解产生的细胞毒性成分对神经系统的损害，尽可能做到血肿全清。对于形态不规则或者位置深在的血肿部分，不强求百分百清除，可在血肿部分清除后，在残余血肿腔留置引流管。对于颅内动脉瘤出血破入脑室病例，在未进行动脉瘤根治前，不要贸然清除破裂血管周围血肿，可取远离出血点的相对安全手术入路，处理脑室内血肿。

开颅骨孔位置选择要考虑到美容方面，可以使用小钛网或者人工骨颅骨孔帽修补颅孔。血肿清除过程中，如果止血确切，术后可以不留置引流管。

围手术期管理

内镜脑出血的围手术期管理同保守治疗、开颅血肿清除治疗一样，无特殊不同。术后几天都需要严格血压管理，防止再出血，同时注意脑出血的其他并发症。对于微创治疗的理念要灵活，早期康复训练有利于促进受损神经功能恢复。

图9　止血海绵压迫止血

a：助手保持透明穿刺鞘固定不动，术者将小片止血海绵（＊）（1cm×1cm）插入血肿腔
b：内镜下用吸引器对止血海绵适度施压。留置的止血海绵也可作为出血点的标记

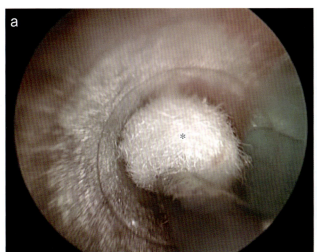
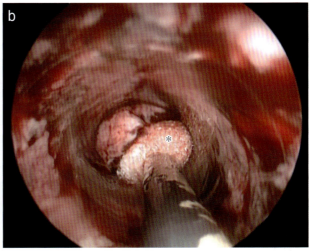

▶ 手术入路的选择

内镜脑出血手术前的手术策略制订很重要。比如双侧脑室出血，采取单侧入路，还是双侧入路？或者采取枕角入路？这些都要在术前仔细考虑，其选择也是因人而异。一般来说，单侧脑出血合并破入脑室，多采取同侧额角入路。如果对侧脑室内也有积血，可打开透明隔清除对侧脑室内血肿（图10）。如果双侧脑室出血，血肿充盈枕角及颞角，或者第五脑室发达（透明隔中腔）者，也可采取双侧额角入路。尾状核周围的出血比较容易形成颅内血肿，这时入路就不能单纯考虑清除脑室内出血，也要兼顾清除尾状核内部的颅内血肿。有时丘脑出血病例因为血肿压迫，使丘脑较正常时更加挤压侧脑室，导致当向枕角方向清除脑室内血肿时会被遮挡，操作变得比较困难。这时候就可以在脑室壁寻找丘脑出血破入脑室部位，插入穿刺鞘，清除丘脑内血肿。解除局部压迫后，再向后清除后角血肿。当遇到丘脑出血从后角破入脑室病例时，应灵活选择枕角穿刺入路。清除丘脑出血时，因为穿通支的不同，很难准确判断出血动脉来源。笔者根据血肿形状和位置来判断出血动脉来源，并对丘脑出血进行分类[4]。此分类可以作为指定手术入路的参考，也对术中判断出血来源和应对术中出血有指导帮助。

图10 丘脑出血破入脑室

右侧额角入路清除脑室内及丘脑血肿，透明隔开窗清除对侧脑室内血肿，解除急性梗阻性脑积水

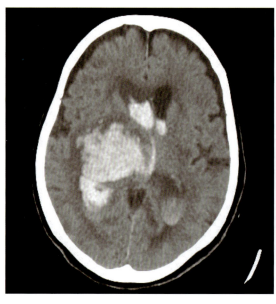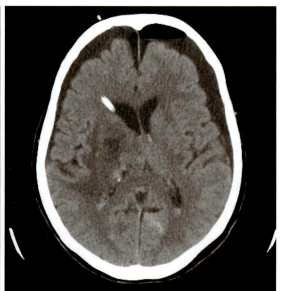

▶ 应对术中突发出血

最后介绍一下如何应对术中突发出血。遇到术中出血，可以将前文所述几种止血方法——尝试。如果内镜下止血无效，血液从穿刺鞘内汹涌喷出，应立刻转为开颅止血。在知情同意的基础上，推荐延长皮肤切口，扩大骨孔的小开颅操作。沿着内镜建立的皮层造瘘通道进入血肿腔，尝试显微镜下止血。只有处理二次出血或者血肿扩大的病例，才选择侵袭性较大的开颅手术。如果时间充裕，可以进行多次CT复查。但应最优先进行的处置为降低颅内压防止脑疝发生。

术前准备阶段，要考虑到一旦需要术中改变手术方式，应如何设计皮肤切口及钻颅骨孔。

参考文献

[1] 日本脳卒中学会 脳卒中ガイドライン委員会. 開頭術, 神経内視鏡手術. 脳卒中治療ガイドライン 2015, 株式会社協和企画, 2015. p155-159.

[2] 山本拓史, ほか. 被殻出血に対する神経内視鏡の有効性. 脳卒中の外科 2013; 41: 183-186.

[3] J. Claude Hemphill III, et al. Guidelines for the management of spontaneous intracerebral hemorrhage. Stroke 2015; 46(7): 2032-2060.

[4] Teramoto S, Yamamoto T, et al. Novel anatomic classification of spontaneous thalamic hemorrhage classified by vascular territory of thalamus. World neurosurgery 2017; 104: 452-458.

垂体瘤手术

阿久津博義 日本筑波大学医学医疗系脑神经外科讲师

● 垂体瘤

　　垂体瘤是发生于内分泌器官下垂体的一类肿瘤。要想妥善处理此类肿瘤，神经外科医生必须具备相当的内分泌相关知识。特别是在处理功能性垂体腺瘤时，并发症管理及内分泌治疗必不可少，需要内分泌科医生的协同诊治。绝对手术适应证包括视力障碍和激素分泌过度。相对适应证包括垂体功能低下，虽为无功能腺瘤但视神经已有不同程度的受压，这些都要综合考虑，灵活判断。

　　近年来随着高清内镜系统的逐渐普及、内镜手术专用器械的研发，很多显微镜手术逐渐向内镜下手术过渡。内镜的视野宽广，还可利用角度镜视野下处理侵袭海绵窦内或者鞍上部位的肿瘤，将显微镜下的死角视野变为内镜直视下视野。当然，对于侵袭鞍上巨大垂体腺瘤病例，肿瘤残留易发生术后出血，也有术者选择开颅或者开颅联合经鼻入路，处理此类病例时，术中CT、MRI对确认肿瘤出血极具意义。

● 诊断

　　主要临床症状包括视力视野损害、内分泌功能紊乱等，眼科检查及血清学检验都是必需的。对于某些功能性垂体腺瘤，还需要进行特殊的负荷试验。MRI可了解肿瘤大小、海绵窦侵袭情况及鞍上进展程度。MRA可排除颅内动脉瘤（特别是颈内动脉瘤）。鼻咽3D-CT可以了解蝶筛窦骨性分隔情况，冠状位扫描范围包括从前鼻棘到蝶鞍，可以掌握全部鼻窦和鼻旁窦骨性结构情况，也可了解是否存在副鼻窦炎。术前可以邀请耳鼻喉科会诊评估鼻腔大体情况。

● 术前准备

▶ 手术器械准备

　　笔者手术习惯为术者持镜单手操作，常选择带有剥离功能的吸引器（带吸引器功能的剥离子，图1a）。许多耳鼻喉科器械（如下鼻甲剪、筛窦／上颌窦弯头吸引器、弯头剥离子等，图1b）特别适合鼻腔内操作，垂体瘤手术也常会用到，建议作为常备器械。

切开鞍底硬膜、切除肿瘤、鞍底重建等操作需要使用各种弯头吸引器和适用于鼻腔操作的枪式剪刀、枪式病理钳、枪式持针器、枪式双极电凝（图1c~f）。还会用到直头或者上弯的刮匙［图1g（1）/（2）］，以及侧弯的刮匙［图1g（3）］，该角度设计可减少内镜下器械的相互干扰，方便侧方肿瘤剥离操作。不同于显微手术器械的刺刀型设计［图1h（1）］，直杆式设计更适合内镜经鼻手术。术者手持器械稳定性更好，更不易与摄像头及助手的手相互影响［图1h（2）］。脚踏式镜头冲洗装置（Endoscrub）也更能保持视野清晰。

图1　经鼻内镜手术器械

a： 带吸引器功能的剥离子（suction elevator）。可满足边剥离边吸引的操作要求。有尖端为锐性头端和钝性头端两种

b： 耳鼻喉科手术器械。上弯J形剥离子、上颌窦/筛窦弯头吸引器、下鼻甲剪。鼻腔手术中可以用到很多耳鼻科手术器械

c： 各种弯头的曲柄吸引器，便于吸除上方、侧方肿瘤

d： 单杆枪式剪刀、病理钳。前端有直头、上翘、侧弯等不同类型

e： 单杆枪式持针器，前端纤细，便于进行剥离肿瘤包膜的操作

f： 单杆枪式双极电凝。使用方法与显微镜下双极电凝类似

a
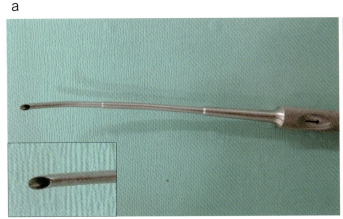

b
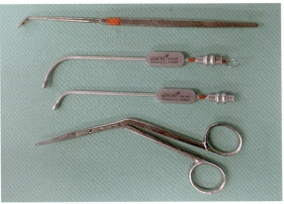

c
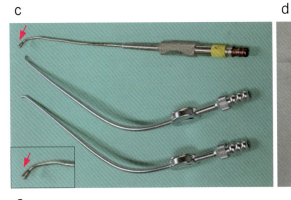

d
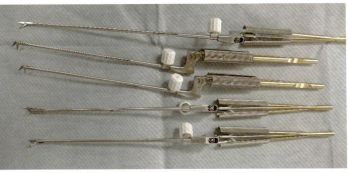

e
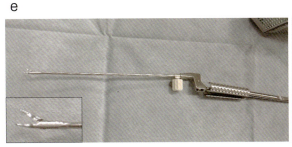

f
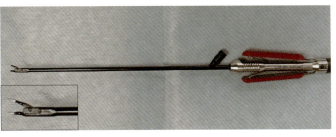

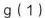

图1（续）

g：相比于直头刮匙（1）、上弯刮匙（2）、侧弯刮匙（3）易于在瘤腔内回旋刮除侧方肿瘤，且不易与镜头相互干扰

h：手术长度的差异。显微镜下经鼻用刺刀型设计长杆器械（1）与内镜下用短直杆器械（2）对比。后者的稳定性更好，术者的右手与内镜镜头手柄和助手的手距离更远，相互干扰更少

g（1）

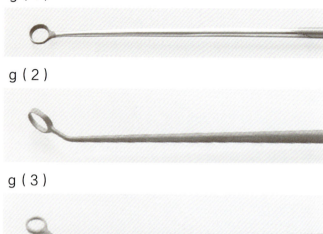

g（2）

g（3）

h（1）　　　　　　　　　　h（2）

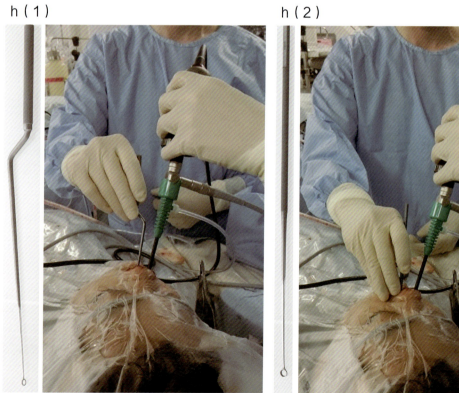

◗ 体位及术前摆台

术者立于患者右侧，患者头部抬高约15°，头顶轻微左倾，面部稍向右偏，尽量靠近术者，术者和患者面对面感觉为佳，头位固定（图2a、b）。设置导航，涉及海绵窦内操作时，需要行电生理监测外展神经、动眼神经、滑车神经等。笔者所在单位神经外科术者常规站立位双手操作，耳鼻喉科术者习惯坐位（图2c）。扶镜者可借助手托架增加稳定性（图2a）。器械护士在患者左侧，与术者正对面（图2c）。

◗ 经鼻内镜手术的变化

是否使用鼻镜窥器，借助助手扶镜还是支持臂（双手还是四手操作），耳鼻喉科共台合作还是神经外科单独完成手术等，术者和单位间选择不同，各自的优缺点也不同。作为经鼻内镜手术的先行者，北美洲和意大利学派从不使用鼻镜窥器，倡导与耳鼻喉科共台，联合手术，四手操作。笔者所在单位也采用该模式（图2c、d）。本模式的优点是耳鼻喉科开路可以最大限度地保护鼻腔、鼻窦解剖及功能，最小化手术器械和镜头的相互干扰，使手术过程更加流畅，术者可以集中精力专注

图2 体位、术间摆台等

a：体位。上半身抬高约15°，持镜者用的手托也固定到手术床上

b：头顶轻微左倾，面部稍向右偏，尽量靠近术者，术者和患者面对面感觉为佳，头部固定。照片中头架可进行术中MRI检查

c、d：四手操作。助手坐位，术者站立位双手操作

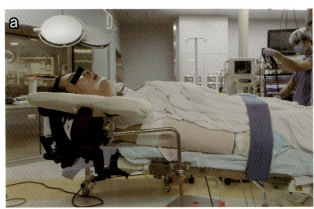
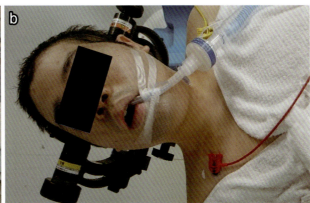
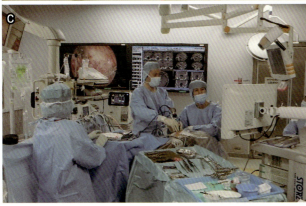
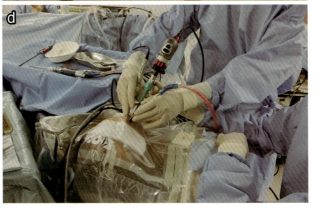

于切除肿瘤，即使术中遇到大量出血，也能从容应对。但是要求同台的耳鼻喉科医生必须具有较高的手术技术能力，另外能与耳鼻喉科长期保持这种协作关系，在任何医院都不是简单事情，会有诸多困难需要克服。

● 标准手术操作技术

▶ 鼻腔、鼻窦操作

鼻腔内操作

笔者所在单位耳鼻喉科习惯坐位手术，术者左手持镜，右手进行手术操作。原则上是双鼻孔入路，以便器械操作。先用稀释5000倍的博斯明注射液（bosmin injection）浸泡的海绵收缩鼻黏膜。关于黏膜切开有多种方法，笔者单位常用单侧基利安氏切口（Killian incision，图3a），加对侧补救黏膜瓣切口（rescue flap incision，图3b）[1]的组合方式。这种方式的优点在于基利安氏切口侧的鼻黏膜能被完整保存，对侧补救黏膜瓣因为不需要从鼻中隔软骨部分剥离，鼻中隔血运保持较好，不会引起鼻中隔软骨的缺血坏死。当垂体瘤侵袭一侧海绵窦时，被侵袭侧做补救黏膜瓣会使外侧视野更加开阔[2]。处理复发的肿瘤时，如果两侧鼻黏膜愈合而剥离困难时，可以做双侧补救黏膜瓣。制备基利安氏切口不推荐使用单极电刀，而建议使用黏膜刀，因为后者很少引起鼻中隔穿孔。剥离子准确插入骨膜下层，一直剥离至蝶窦前壁，制备完成黏膜下通道（图4a）。初学者在剥离黏膜时方向掌握不佳容易偏向颅前窝底，要有意识朝向鼻腔底方向剥离。黏膜剥离完成后，将黏膜从鼻中隔翻向鼻翼侧临时悬吊缝合，方便器械进入。

图3 鼻中隔黏膜切开

a：基利安氏切口（Killian incision）。鼻黏膜与皮肤黏膜移行处做垂直切口

b：补救黏膜瓣切口（rescue flap incision）。从蝶窦自然开口开始到中鼻甲前缘水平做前后直切口。不要损伤蝶腭动脉发出的鼻中隔中后动脉（绿色箭头→）

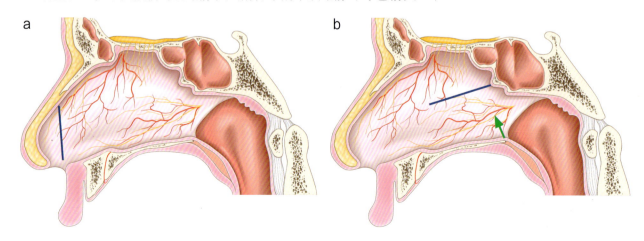

a

b

补救黏膜瓣切口（rescue flap incision 图4b）是从蝶窦自然开口到中鼻甲前缘水平的直切口，可以使用针式单极电刀进行切开。注意不要打穿对侧黏膜造成鼻中隔穿孔。先前剥离完毕的对侧黏膜下可放置湿润的吸收性明胶海绵，以保持黏膜湿润。电刀切开时不要过分朝向鼻底，避免损伤蝶腭动脉分支——鼻中隔后鼻支。另外，切口可向后外侧扩展，将上鼻甲下端一部分切开，黏膜瓣更容易朝下翻转。完整暴露蝶窦前壁后，将上方的鼻黏膜剥离上移，暴露出外下方的部分内侧板，黏膜剥离基本完成。

图4 鼻腔内操作

a：右侧鼻腔做基利安氏切口（Killian incision）。鼻黏膜与皮肤黏膜移行处做垂直切口。使用带吸引功能的剥离子进行黏膜剥离

b：左侧鼻腔做补救黏膜瓣切口（rescue flap incision）。从蝶窦自然开口开始到中鼻甲（*）前缘水平行前后直切口。可以使用单极电刀切开

c：暴露出蝶窦前壁后。显露左侧蝶窦自然开口（白色箭头→）、左侧上鼻甲（*）、左侧中鼻甲（**）

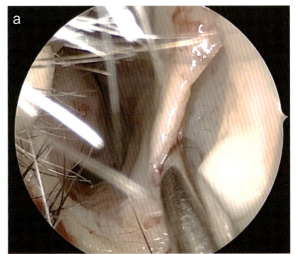

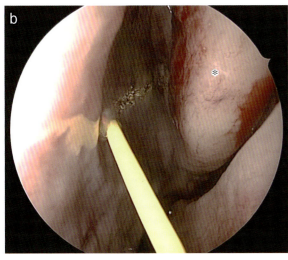

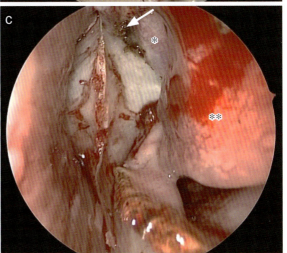

鼻窦内操作

　　用磨钻或者髓核咬骨钳（rongeur）充分打开蝶窦前壁（图5a）。相比于显微镜经鼻手术，内镜经鼻手术必须确保内镜镜头有足够的操作空间，因此内镜经鼻手术的蝶窦前壁开放范围要大于显微镜经鼻手术。将蝶窦内骨性分隔磨除，充分显露鞍底、颈动脉隆起、两侧视神经管等结构（图5b）。在此阶段，可以应用神经导航、血管超声对上述结构进行确认。蝶窦气化不良、甲介型蝶窦时，鞍底、颈动脉隆起等结构都藏于骨质中，磨钻操作时务必小心，避免损伤上述重要结构。通常甲介型骨质均为松质骨成分，磨钻磨除并不十分困难。但是磨除过程中，骨质出血较多，建议一手持吸引器一手持磨钻，双手操作效率更好。在笔者所在单位，此阶段开始都由神经外科医生进行手术操作。为了减少高速磨钻产生的高温对神经血管造成的热损伤，持续的冲洗非常必要。切割钻头危险，建议使用金刚砂磨砂钻头。

　　笔者建议蝶窦黏膜的剥离要适当，满足鞍底暴露即可。术野外侧及斜坡黏膜部分给予保留，鞍底重建时可作为自身修补材料使用（图5c）[3]。

图5　鼻窦内操作

a：蝶窦前壁打开后
b：磨钻磨除蝶窦内骨性分隔。磨钻磨除操作中注意不要接触镜头，操作区域（＊）位于视野1/2比较安全
c：蝶窦黏膜（＊）不要完全剥离，暴露出所需范围后，将黏膜置于术野外预置待用

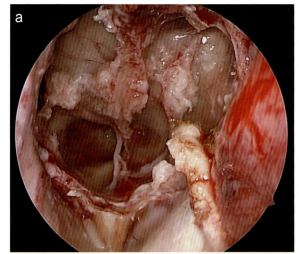

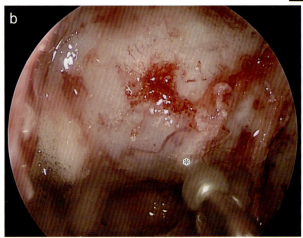

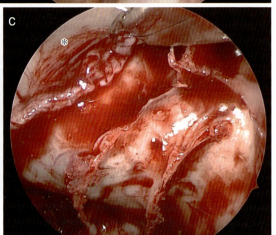

磨除鞍底骨质

先用磨钻磨薄鞍底骨质，再用钻头挑开部分骨皮质，使用椎板咬骨钳或者剥离子将鞍底残余骨片剥离，暴露鞍底硬膜（图6a、b）。当肿瘤侵袭一侧海绵窦时，肿瘤侵袭侧的开放需要暴露出动脉隆起。当肿瘤侵袭鞍上时，鞍底开放范围要包括鞍结节。当肿瘤侵袭颅前窝底时，骨质暴露范围需要达到颅前窝底－蝶骨平台水平。

切开鞍底硬膜

为了方便术后缝合硬膜，应将硬膜呈H形剪开（图6b、c）。先用镰状钩刀部分挑开硬膜全层，在硬膜与肿瘤之间做剥离，再使用上翘剪刀逐步将硬膜完全切开。向颅前窝底方向剪开硬膜时，要注意过度剪开可能引起鞍膈下降，发生脑脊液漏。在硬膜与肿瘤之间边剥离边将硬膜翻卷。

图6　磨除鞍底骨质，剪开硬膜

a：充分显露鞍底后，可以使用神经导航、血管超声确认颈动脉隆起、两侧视神经管等结构

b：磨钻磨除鞍底骨质后，显露鞍底硬膜，硬膜呈H形剪开（蓝色虚线）

c：硬膜呈H形剪开后

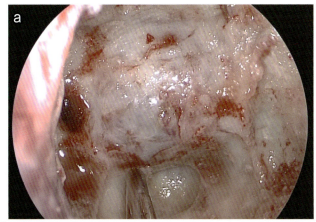
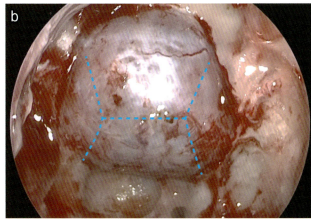
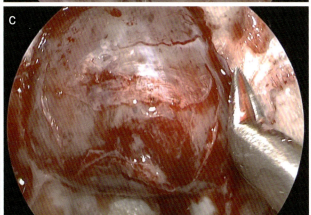

切除肿瘤

　　微小腺瘤或者微腺瘤，包括一些纤维化质韧的肿瘤，有些可以通过假包膜外分离暴露将肿瘤完整摘除，但大腺瘤和质软的垂体瘤不要执着于假包膜外的完整切除。先充分暴露肿瘤，"长方形"切开肿瘤表面被膜样组织（多数为正常垂体成分），在肿瘤腔内做减压，逐步剥离肿瘤（图7a）。多数情况下，正常垂体偏右或者偏左且质地稍厚，切除肿瘤全程要确保正常垂体和肿瘤之间的界面不要丢失（图7b）。循着这个界面，用剥离子或者刮匙逐步分离肿瘤。适当的肿瘤内减压可确保视野。建议先切除后方肿瘤，前方肿瘤最后处理，因为鞍膈下沉后会阻挡视野。

　　切除侵袭海绵窦内肿瘤时，可以使用30°角度镜观察海绵窦侧壁，进行直视下肿瘤切除。不要盲视下操作，要注意保护海绵窦内的颈内动脉，不要使用蛮力，否则容易损伤动脉壁。使用弯头吸引器和大角度刮匙刮除侵袭至颈内动脉虹吸部后方的肿瘤部分（图7c）。当肿瘤侵袭海绵窦时，因为海绵窦内壁缺失，常有海绵窦静脉性出血，也可看到海绵窦内的颈内动脉壁结构。

图7　肿瘤切除

a：“长方形”切开肿瘤表面被膜样组织，在肿瘤
　　腔内做减压，逐步剥离肿瘤

b：左侧为正常垂体（＊），右侧为肿瘤（＊＊），循
　　着二者之间界面剥离肿瘤

c：确认右侧海绵窦内侧壁（＊＊），确认海绵窦颈
　　内动脉（＊）。本病例肿瘤未侵袭海绵窦

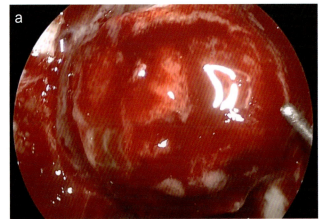

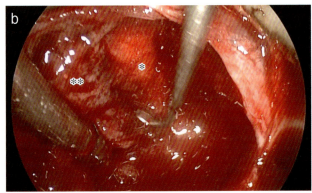

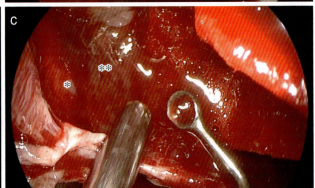

切除向鞍上侵袭的肿瘤时，可以使用30°角度镜向上仰视，进行直视下肿瘤切除。如果鞍膈存在局部狭窄，鞍膈整体迟迟不能完整下陷，坚持持续肿瘤内减压，循着鞍膈和肿瘤之间界面剥离，将鞍膈推卷牵引并轻柔牵拉肿瘤包膜，使鞍膈实现整体塌陷（图8a、b）。盲目牵拉鞍膈可能引起鞍上颅内出血等严重并发症，因此要严禁对未塌陷的鞍膈进行牵拉。如果切除肿瘤时间过长，也可能引发瘤内出血使鞍上肿瘤部分增大，故切除肿瘤过程应尽可能迅速。肿瘤全切后，鞍膈会完全塌陷下来（图8c）。鞍膈如果未能完整塌陷，则提示有肿瘤残留，可以使用棉片推挤鞍膈，寻找并确认残余肿瘤。

图8　鞍上肿瘤切除

a：从鞍膈（＊）上分离肿瘤（＊＊）

b：轻柔牵拉肿瘤，将肿瘤从鞍膈上逐步游离下来，对鞍膈施加反向牵拉

c：肿瘤全切后，将塌陷的鞍膈翻卷回去

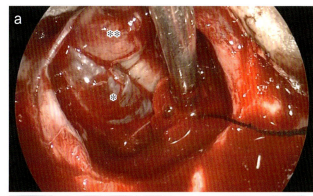

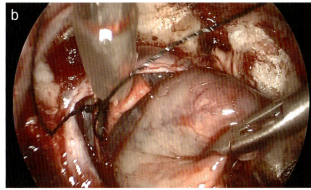

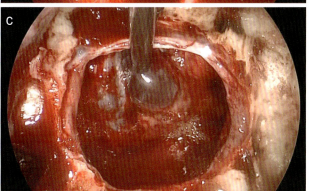

鞍底重建

　　根据脑脊液鼻漏的程度，术中应采取不同的鞍底重建方法。针对轻中度的脑脊液漏（常见垂体瘤术中），笔者采用鞍内脂肪填塞+鞍底硬膜缝合+蝶窦黏膜瓣加固（图9）。发生高流量严重鼻漏时，笔者采取硬膜下阔筋膜+硬膜外过筋膜+鼻中隔黏膜瓣加固的方法，对鞍底进行重建[3]。缝合用专用持针器（图1e），缝线用6-0号PROLENE®。该缝线为倒刺线设计，免打结。缝针穿透硬膜后，将其导出鼻孔，在鼻孔外推线至镜下术野内，自动完成打结[4]。有学者认为如果缝合鞍底硬膜，就无须其他鞍底重建操作。缝合硬膜后，再用蝶窦黏膜贴附鞍底硬膜。蝶窦黏膜表面可以喷洒Dura Seal™等生物蛋白胶，或者轻轻填塞SORBSONR®可吸收海绵等。预防术后嗅裂黏膜粘连，此处也可放置一块可吸收海绵。上述填充物为可吸收成分，无须取出操作。

　　笔者所在单位术后1周，都在耳鼻喉科门诊用电子鼻镜进行鼻腔清理，并确认有无鼻漏或者黏膜缺血坏死，同时进行粘连分离等适宜处理，患者术后满意度提高。

图9　鞍底重建

a：鞍内脂肪填塞后，鞍底硬膜用6-0号
　PROLENE®缝合2针
b：鞍底硬膜缝合完成后，用蝶窦黏膜
　进行黏附

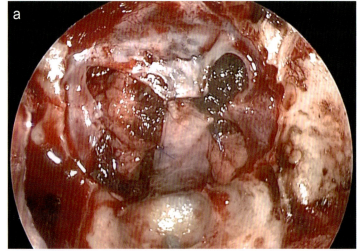
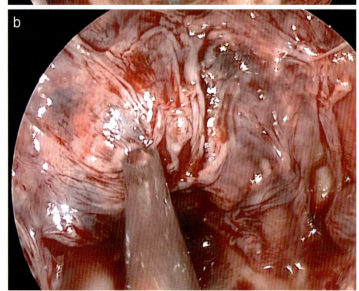

治疗要点

技术操作要点

鼻腔、鼻窦内操作

- 成人患者鼻中隔偏曲较为常见，进入鼻腔后，首先进行的操作就是鼻中隔偏曲的矫正。为了避免术后鼻梁塌陷的发生，软骨性鼻中隔必须保留，只需去除骨性鼻中隔部分，就可获得足够的操作空间。建议将鼻中隔偏曲凹陷面的鼻黏膜先剥离出来，这样制备黏膜瓣就不容易发生裂孔，保持黏膜瓣的完整。小儿患者鼻腔狭窄，可以使用比通常4mm孔径镜头更细的2.7mm细镜头，也可去除下鼻甲黏膜下骨质来增加操作空间。

- Onodi气房（最后筛房或蝶上筛窦气房）存在的病例，通过去除Onodi气房和蝶窦之间的骨性分隔，就可以在上鼻甲外侧，经上鼻道开放Onodi气房。一旦无法开放Onodi气房，就不能充分显露鞍底上方区域，容易使肿瘤残留（图10）[2]。

鞍内肿瘤切除

- 视神经管下方为前床突旁颈内动脉（paraclinoid ICA）隆起，有部分患者颈内动脉隆起表面骨质阙如，磨钻磨除过程中要注意避免损伤颈内动脉。

- 鞍内肿瘤切除基本在0°内镜下完成，内镜在术野上方，手术器械在术野下方。切除鞍上肿瘤时，使用30°内镜，镜头位于术野下方，手术器械在术野上方。极端情况下可能用到70°内镜，但此角度下手眼协调相对困难，需要术者熟悉过程。如果手术器械位于内镜视野中心，器械和镜头之间必然会相互干扰，理想位置为镜头和器械处于对角线位置，留出活动空间（图5b）。

鞍底重建

- 骨性重建（硬性重建）的目的是对抗脑脊液波动，目前关于骨性重建的必要性业内尚存在争议[5]。笔者认为，单纯硬膜缝合的效果等同于骨性重建，因此不建议将骨性重建作为必需操作。另外，当颈内动脉隆起较发达时，还纳的鞍底骨片有可能移位、嵌入颈内动脉造成血管损伤。如果用人工修补材料也可能产生排斥，影响黏膜修复，继发感染。

- 术后是否预防性腰大池引流目前也存在争议。日本国外关于术后预防性留置腰大池的报道较多，笔者单位原则性不采用该法。但遇到合并脑积水、鞍底重建困难较大的，术后可能引起脑脊液漏的病例，也采用术后预防性留置腰大池引流[5]。

- 关于鞍底硬膜缝合，日本国内大多选择鞍底缝合重建，但在日本国外相关鞍底缝合重建的报道很少。笔者建议，如果术者熟练掌握硬膜缝合技术，最好将鞍

图10　Onodi气房（Onodi cell）

a、b：CT骨窗冠状位（a），矢状位（b）。蝶窦上方（**）为Onodi气房（*）。视神经管位
　　于Onodi气房内

c：CT软组织窗。如果不开放Onodi气房（*），鞍上肿瘤部分切除将很困难

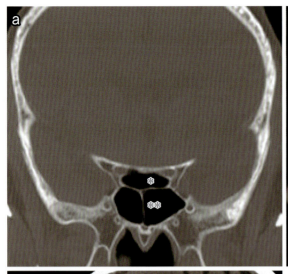
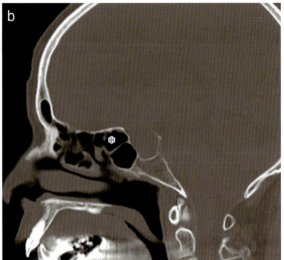
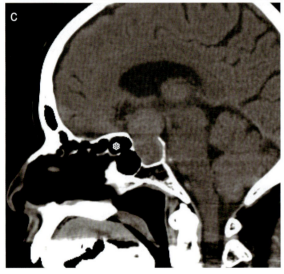

底硬膜进行缝合。颅咽管瘤、脑膜瘤、脊索瘤这类复杂的颅底肿瘤，即使使用
带蒂鼻中隔黏膜瓣进行鞍底重建，也不能确保术后无脑脊液鼻漏的发生。在骨
性（硬性）重建困难的情况下，硬膜缝合的作用就尤为显著[5]。内镜下缝合
需要一定技术，也会花费一些操作时间。可以先从相对简单的垂体瘤病例开始
熟悉内镜下硬膜缝合技术，待技术成熟后再应用到上述（颅咽管瘤、脑膜瘤、
脊索瘤等）复杂颅底肿瘤手术中。

▶ 术中紧急情况的处理

术中出血

　　遇到黏膜出血，可用带保护涂层的吸引器顶住出血点，单极电刀接触吸引器
进行止血。遇到骨源性出血，使用骨蜡填压止血。海绵窦周围的硬膜或者静脉窦出

血，可以使用吸收性明胶海绵+凝血酶液（thrombin）对出血点进行覆盖止血。遇到瘤内出血，当肿瘤切除完全后，瘤内出血会自然停止。

术后出血

术后如果再次出现视力障碍，应及时进行影像学复查。对于有症状的术后出血，需要二次急诊手术处理。

术后脑脊液鼻漏

如果术后发生脑脊液鼻漏，可以先到耳鼻喉科门诊行电子鼻镜/喉镜检查术区。如果脑脊液是渗出程度，可以使用壳聚糖基可吸收止血海绵（surgiseal）+纤维蛋白胶（fibrin）封堵，填充蝶窦，放置腰大池引流。高流量漏口较大时，需要二次手术修补。

处理复发病例

在肿瘤复发实施二次手术时，因第一次手术的破坏、创面的瘢痕愈合等影响，鞍底、颈动脉隆起、视神经管周围常伴有骨质增生，因此想要把握正常解剖结构确有难度。肿瘤内部也常因为瘢痕生成而形成分隔，容易遗漏，引起肿瘤残留。发生术后脑脊液鼻漏及血管损伤概率较高。

▶ 上述要点总结

垂体瘤手术因操作相对简单，容易上手，很容易给人一种错觉，认为垂体瘤手术就是个简单的手术。对于侵袭海绵窦内或者鞍上的肿瘤必须做到全切还是可以适当保留，一直存在争议。对于巨大腺瘤和复发垂体瘤这类复杂病例，需要术者具备丰富的手术经验来应对术中各种突发状况。因为手术区域靠近颈内动脉，磨钻磨除、肿瘤刮除只要一步误操作发生，就可能造成致死并发症。在正式开展垂体瘤手术之前，建议多参加解剖学习班，在尸体解剖或解剖训练模型上多熟悉、多练习，更建议跟随有经验的术者多上台，多接受经验者指导。

参考文献

［1］Rivera-Serrano CM, Snyderman CH, Gardner P, et al. Nasoseptal "rescue" flap: a novel modification of the nasoseptal flap technique for pituitary surgery. Laryngoscope 2011; 121: 990-993.

［2］阿久津博義. 基本をマスター 脳神経外科手術のスタンダード 下垂体腫瘍. 脳外速報 2017; 27(6).

［3］Hara T, Akutsu H, Yamamoto T, et al. Cranial base repair using suturing technique combined with a mucosal flap for CSF leakage during endoscopic endonasal surgery. World Neurosurg 2015; 84: 1887-1893.

［4］Sakamoto N, Akutsu H, Takano S, et al. Useful 'sliding-lock-knot' technique for suturing dural patch to prevent cerebrospinal fluid leakage after extended transsphenoidal surgery -technical note-. Surg Neurol Int 2013; 4: 19.

［5］Garcia-Navarro V, Anand VK, Schwartz TH. Gasket seal closure for extended endonasal endoscopic skull base surgery: efficacy in a large case series. World Neurosurg 2013; 80: 563-568.

脑室内肿瘤的活检和切除

龟田雅博　伊達　勲　日本冈山大学大学院医齿药综合研究科脑神经外科学

○ 脑室内肿瘤

　　脑室内肿瘤、脑室旁肿瘤的检出多于头部检查时偶然发现居多，但也不乏肿瘤引起急性梗阻性脑积水，需要急诊手术处理的病例。因此围绕脑室内肿瘤的相关外科治疗不但包括肿瘤活检、组织学判定，还包括急诊手术解决急性脑积水的措施。

　　围绕脑室内/脑室旁肿瘤的神经内镜治疗，Hayashi牵头做了日本国内流行病学调查[1]，约70%的病例合并脑积水。笔者自己的经验也是初次手术患者70%~80%合并脑积水。因此在处理合并脑积水的脑室内/脑室旁肿瘤病例时，在肿瘤活检的同时进行第三脑室底造瘘术（endoscopic third ventriculostomy，ETV），以解决脑积水症状。笔者推荐使用电子软镜，利用其头端角度可调的特点，在同一个手术路径下完成肿瘤活检和ETV。等肿瘤病理结果出来后，再决定下一步处理措施：单纯进行影像学定期复查？二次手术切除肿瘤？化疗联合放射治疗？

○ 诊断

▶ 肿瘤发生部位和发生率

　　关于脑室内/脑室旁肿瘤的病理诊断，日本国内的流行病学调查统计结果如下[1]：脑室内肿瘤包括侧脑室内的星形细胞瘤（astrocytic tumor）、恶性淋巴瘤（malignant lymphoma）、神经元细胞和混合型神经元-胶质细胞瘤（neuronal & mixed neuronal-glial tumor）、生殖细胞肿瘤（germ cell tumor）等。含松果体区域在内第三脑室的肿瘤中，生殖细胞肿瘤占半数以上，松果体区肿瘤（pineal tumor）、星形细胞瘤、颅咽管瘤这类伴有囊性变（cystic lesion）的肿瘤、恶性淋巴瘤、转移癌的发生率也较高。另外，脑室旁肿瘤的分类，发生于基底核部位，且多为星形细胞瘤、恶性淋巴瘤、生殖细胞瘤。

　　将成人脑室内/脑室旁肿瘤的病理类型分布与小儿患者对比，成人约40%为恶性淋巴瘤，之后按发生率从高到低依次为星形细胞瘤、伴有囊性变的肿瘤（cystic tumor）、转移癌（metastatic tumor）。小儿患者最多见的是生殖细胞瘤（约占40%），之后与成人相同，依次为星形细胞瘤、伴有囊性变的肿瘤。笔者的经验与其一致，恶性淋巴瘤及侧脑室星形细胞瘤可发生于脑室的各个部位，成人患者中恶性淋巴瘤及脑室内星形细胞瘤最为多发；小儿患者中生殖细胞瘤和脑室内星形细胞瘤最常见。

◗ 有意义的影像学表现

本段内容围绕脑室内/脑室旁肿瘤在影像学上具有特殊诊断意义的表现进行阐述。恶性淋巴瘤的磁共振成像（MRI）表现为T1低信号、T2高信号、DWI高信号，增强效应明显；CT上为稍高密度；有意义的肿瘤标志物为可溶性白介素2受体（soluble interleukin-2 receptor，SIL-2R）、β_2-微球蛋白（β_2-microgrobulin）。低级别星形细胞的MRI表现为T1低信号、T2高信号，无明显增强效应；CT上为低密度。生殖细胞瘤的MRI表现为T1等信号、T2等信号，有增强效应[2]；如果肿瘤为多发（松果体区+鞍区同时），更应考虑生殖细胞瘤的可能；CT常提示伴有钙化；有意义的血清学检验指标有AFP、HCG-β等。

● 标准手术操作

脑室内肿瘤、脑室旁肿瘤活检术

肿瘤多位于Monro孔周围、第三脑室内部、中脑导水管周围、松果体区，基本手术入路为经右侧额角穿刺。但是当两侧Monro孔大小存在差异且左侧明显宽敞时，穿刺方向应调整为左侧额角穿刺。单纯满足实施ETV手术要求时，平时的额角穿刺位置也可以满足电子软镜的操作要求，但如果涉及松果体区、中脑被盖部等第三脑室后方以后的肿瘤活检时，穿刺部位必须向前方调整，才能保证颅孔与肿瘤位于一条直线上。另外存在后续可能追加脑室腹腔分流手术、翼点开颅（pterional approach）等需要，皮肤切口设计就要考虑周全。

下面介绍1例因为双手颤抖行颅脑影像学检查中偶然发现的病例，肿瘤占据第三脑室后部并累及松果体，我们应用电子软镜进行了肿瘤活检（图1a）。

◗ 电子软镜导入

行颅骨钻孔或成小骨窗开颅，打开硬膜，显露脑皮层。切开皮层后，在电磁导航下行穿刺鞘脑室穿刺（图1b）。穿刺成功后，连接延长管进行颅内压测定。采取少量脑脊液进行脑脊液生化、细胞学检测，注意脑脊液释放要少量且缓慢。再在电磁导航下置入Peel-Away透明穿刺鞘，导入电子软镜（图1c），调节透明鞘到适当位置。导入电子软镜后，开始人工脑脊液持续灌洗（通过冲洗通道），保持水环境下视野清晰。镜头进入侧脑室后，依次确认Monro孔（室间孔）、透明隔静脉（septal vein）、丘纹静脉（thalamostriate vein）、脉络丛（choroid plexus）等结构（图1d），镜头穿过Monro孔后进入第三脑室（图1e）。瞄准两侧乳头体中心，镜头逐渐向前接近第三脑室底（图1f），确认好第三脑室底结构后再次调整镜头方向，向后观察导水管、松果体结构（图1h）。

▶ 肿瘤活检及采样

内镜手术最忌讳术中出血，一旦出血，进行镜下止血操作非常困难。尽量做到不出血保持术野清晰对内镜手术至关重要。因此在进行肿瘤活检取样时，一定要仔细观察肿瘤表面，在无血管/乏血管区域取材。内镜显示模式可选择NBI模式，该模式能更好地显示肿瘤表面的微细血管结构，有助于提高活检安全性。

肿瘤表面常覆盖一层室管膜（ependium），一次肿瘤表面取样难以获得足够肿瘤标本，常需要多次反复取样，尽可能在囊内深部取得确切的肿瘤组织标本（图1i、j）。但同时术者应该考虑到深部组织一旦发生术中出血，如果内镜下止血不利将会产生严重后果。因此，应结合肿瘤取样过程中得到的快速病理结果，及手术过程中肿瘤是否容易出血进行判断，决定是否应进一步行深部组织的采样。

术中根据快速病理诊断结果，确认取得的肿瘤组织是否合格，如果采取标本量已经达到足够进行免疫组化的要求，应及时结束活检操作。如果同时合并脑积水，可继续施行ETV手术解决脑积水，最后确认造瘘区与肿瘤活检区无活动性出血，结束手术操作（图1k）。笔者也遇到即使当时造瘘成功，经过一段时间仍会发生瘘口迟发性愈合的病例。作为预防措施可在造瘘成功后，留置Ommaya贮液囊应对不测。

图1 肿瘤活检

a：术前影像。MRI T1（1）、T2（2）、DWI（3）、Gd-T1（4），CT（5）。该肿瘤DWI显示高信号且增强效应不明显，这与高级别胶质瘤及松果体区常见肿瘤不同

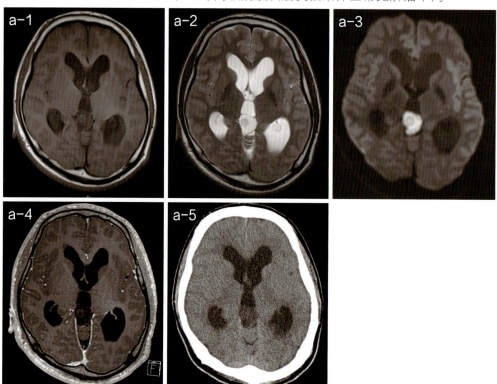

图1 （续）

b：电磁导航下右侧额角穿刺

c：Peel-Away穿刺鞘的使用

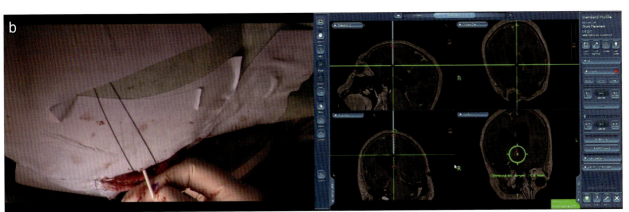

c

Peel-Away穿刺鞘内插入导航探针，探针尖端不要超过内鞘前端，用胶带保护固定

Peel-Away穿刺鞘

固定胶带

内芯

电磁导航探针

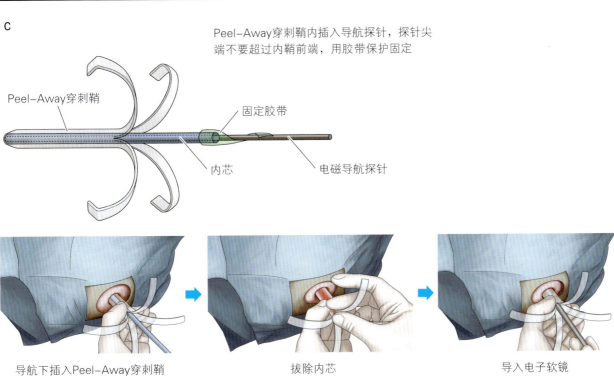

导航下插入Peel-Away穿刺鞘　　　　拔除内芯　　　　导入电子软镜

图1 （续）

d：镜下观察室间孔（Monro孔）

e：穿过室间孔后，电子软镜可以通过转换方向从乳头体观察到中脑导水管。本病例可以看到导水管被肿瘤挤压闭塞

f：镜头接近乳头体

g：镜头略微上挑，可以观察到整个第三脑室底结构

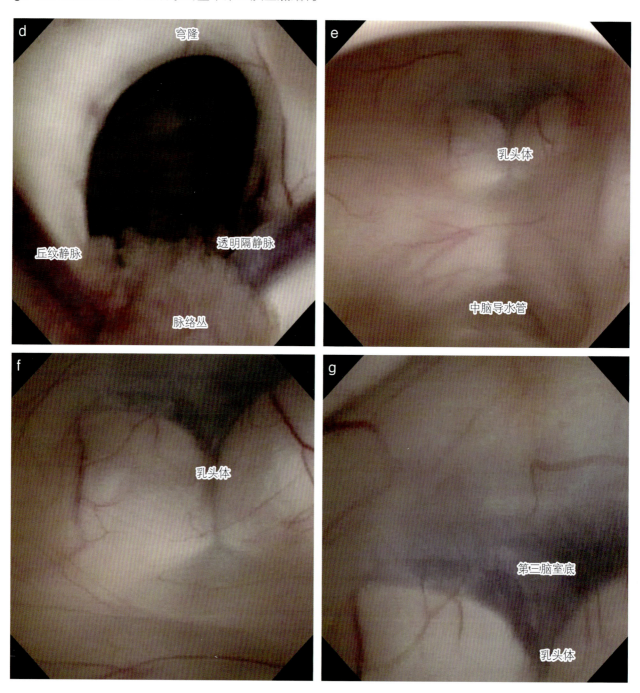

图1 （续）

h：镜头挑向后方，可以观察到中脑导水管结构

i：肿瘤表面覆盖一层室管膜，使用活检钳采集病理标本

j：钳子夹持的结构为表皮样囊肿成分，呈豆腐渣样

k：快速病理诊断结果为表皮样囊肿，止血确切后，活检结束。中脑导水管被肿瘤挤压闭
塞，实施ETV解决继发梗阻性脑积水

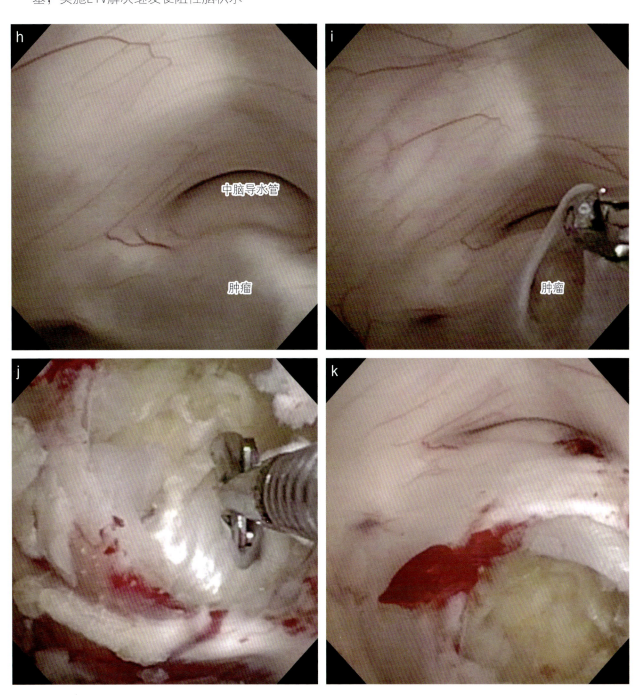

肿瘤部分切除术

代表病例为1例78岁高龄的颅咽管瘤合并脑积水患者。以脑积水症状发病，初次手术实施了囊肿开窗+肿瘤活检（图2a），并在囊肿内留置贮液囊。病理诊断结果为颅咽管瘤。首次手术后，患者术前的脑积水症状得到改善，但第三脑室内囊肿逐渐扩大，需要反复的贮液囊穿刺来实现临时减压。随后施行了二次内镜手术解决（图2b）。

▶ 电子软镜的导入

电子软镜自额角进入侧脑室，穿过室间孔后，确认颅咽管瘤的囊壁结构。电凝囊肿表面后，镜头进入囊内，可见陈旧机油样囊液流出（图2c）。人工脑脊液灌洗液囊内灌洗干净后，切除钙化组织，囊壁做部分切除（图2d）。与第三脑室底融为一体的肿瘤囊壁与基底动脉穿通支粘连严重，此处囊肿壁未强求切除，予以部分保留，除此之外囊壁大部切除（图2e）。术后脑积水症状明显缓解，追加射波刀（cyber knife）放射治疗。

处理这类高龄患者，即使开颅肿瘤切除也很棘手。若肿瘤的囊肿部分是引起梗阻性脑积水的主要原因，可以通过部分切除囊肿缓解脑积水症状，再联合定位放射治疗，虽然不能根治肿瘤，但治疗的低侵袭性对于高龄患者还是有益处的。

图2　脑室内肿瘤部分切除术

a：脑积水发病。肿瘤侵入第三脑室，伴钙化，术前诊断颅咽管瘤。实施脑室镜下活检，术中病理确认为颅咽管瘤，瘤腔内放置Ommaya贮液囊。（1）首次手术前T1增强MRI；（2）术前CT

b：术后病理结果显示颅咽管瘤。术后数月囊胞再次扩大，须门诊多次穿刺贮液囊抽液减压。二次手术内镜下囊肿大部切除，改善脑积水症状。术后追加射波刀放射治疗。（1）二次手术前T1增强MRI；（2）二次手术后增强MRI

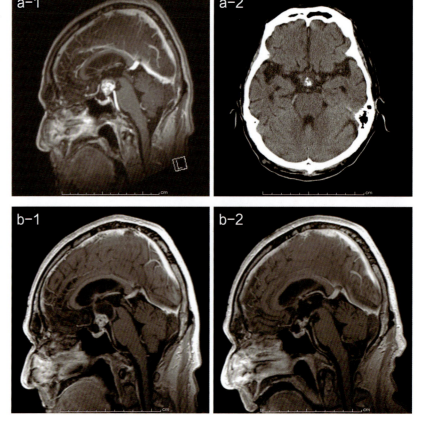

图2 （续）

c：囊胞切开后，见陈旧机油样囊液流出

d：囊胞内进行肿瘤部分切除

e：进一步深入，切除深部肿瘤组织，最后显示乳头体结构

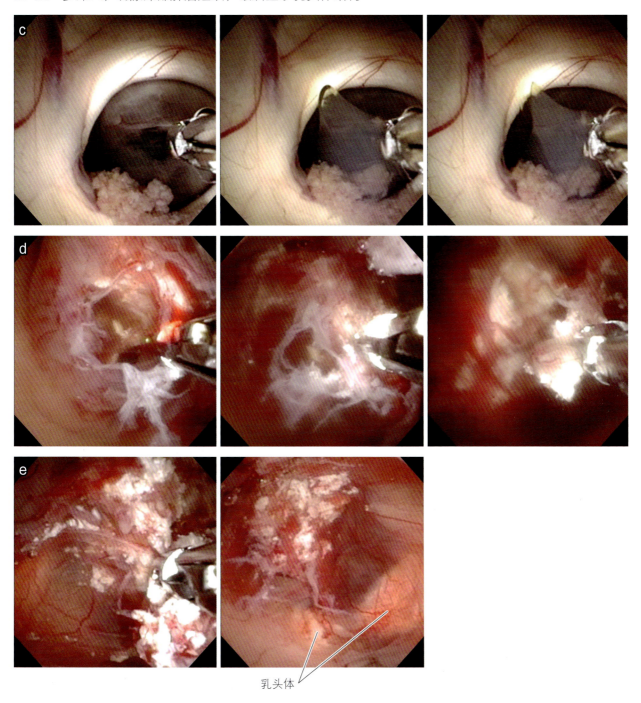

乳头体

肿瘤全切除术

　　中枢神经细胞瘤（central neurocytoma）、胶样囊肿（colloid cyst）这类生长于室间孔附近、体积较小的肿瘤适合内镜下全切除。使用ViewSite™ Brain Access System（VBAS，图3a）辅助，进行内镜下锁孔手术[2]。透明的椭圆形通道鞘可以减少对脑组织的牵拉损伤，但是通道鞘的孔径也决定了手术操作的空间范围。这时可以考虑使用更大孔径的通道鞘，或者上脑压板牵拉来增加操作空间。代表病例为1例73岁高龄女性患者，肿瘤生长于室间孔附近并向侧脑室体部生长（图3b）。

图3　脑室内肿瘤全切除术

a：ViewSite™ Brain Access System（VBAS）。孔径为12~28mm，
　　长度为3~7cm各种款式
b：术前MRI。T1（1）、Gd-T1（2）、T2（3）、DWI（4），血管
　　成像和MRI图像融合（5）。鉴别诊断包括中枢神经细胞瘤、室
　　管膜下瘤（subependymoma）、室管膜瘤（ependymoma）

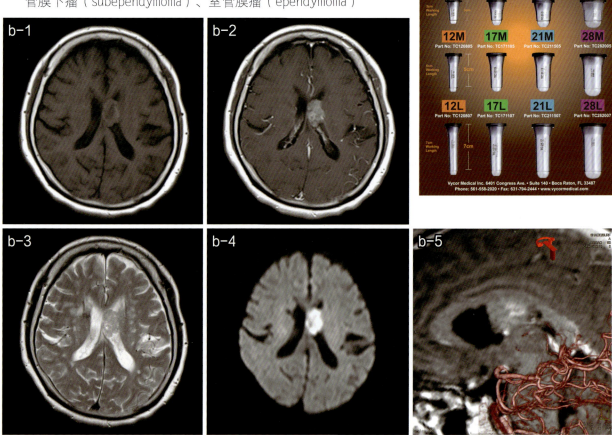

● 内镜手术和显微镜手术

　　术前诊断为中枢神经细胞瘤、室管膜下瘤等，考虑肿瘤与室管壁粘连不严重，剥离较容易，可以不需要活检单靠一次手术全切除。以皮肤切口为翼点行开颅切口，做直径5cm的骨窗，打开硬膜。左侧额角穿刺后，为了插入ViewSite™通道鞘至少需要直径3cm范围的皮层切开（图3c）。脑室穿刺成功后，在脑室外引流管导引下导入口径17mm的ViewSite™通道鞘（图3d）。ViewSite™通道鞘开始的作用是作为牵开器（retractor）辅助进行肿瘤囊内减压（图3e）。如果感到ViewSite™口径不够，操作空间受限（图3f），可改用脑压板牵开，转为显微镜下切除（图3g）。肿瘤与脑室壁界限虽较为清楚，但容易发生出血，丘纹静脉周围残留少量肿瘤，将肿瘤主体完整切除。镜下虽然可见少量肿瘤残留，但术后随访无复发迹象，目前仍随访中（图3h）。

　　上述病例虽然以显微镜下切除为主，内镜手术经验丰富者也可借助NeunalArm固定臂（图3i）或者EndoArm扶镜，术者双手操作，右手双极电凝，左手吸引器，同样可以实现类似显微镜下操作切除肿瘤。

图3 （续）

c：左侧额角穿刺成功后，做直径3cm的皮层切开
d：在脑室引流管导引下，导入ViewSite™通道鞘

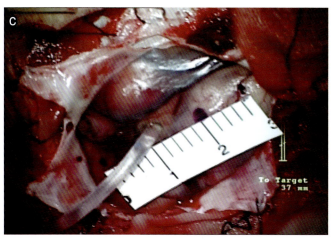

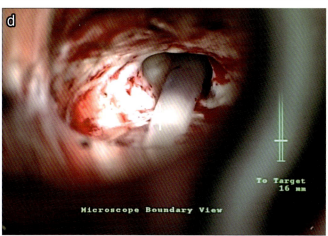

图3 （续）

e：肿瘤与脑室壁界限清楚，灰紫色部分为肿瘤

f：当吸引器超过ViewSite™通道鞘前端时，如果不边吸引边牵拉，很难看到肿瘤外围结构，因此ViewSite™通道鞘的工作空间还是有限的

g：改用脑压板牵拉，扩大视野，完成肿瘤切除

h：术后Gd-T1像显示肿瘤全切除

i：NeunalArm固定臂。KARL STORZ产品固定内镜电动臂。可以通过电磁按钮实时自由调整镜头位置。相比较Olympus内镜固定臂EndoArm，NeunalArm使用起来更灵活，类似玩电玩感觉，固定效果也同样显著

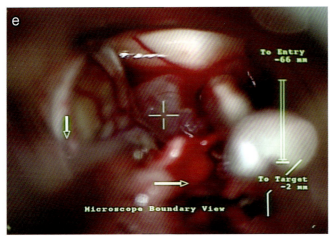

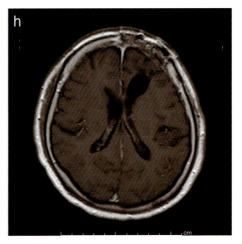

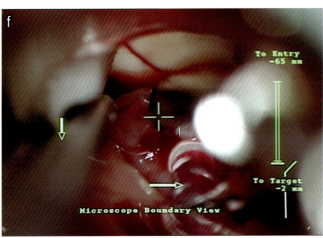

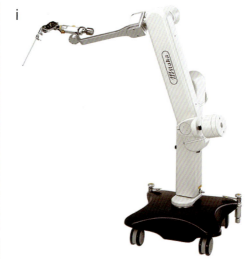

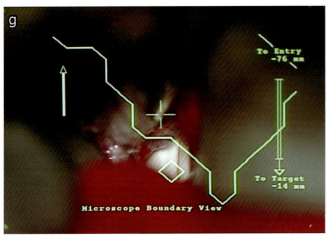

活检之后的治疗

▶ 病理诊断的准确率

脑室镜下病理取材量有限，取材部位也局限，所得病理结果与开颅切除肿瘤的病理结果可能存在差异。日本国内统计结果显示[1]，90%的内镜活检标本可得到病理诊断结果，其中3%的结果和开颅切除肿瘤所得病理结果不一致。因此，内镜活检结果要结合细胞学检查结果，综合判断来确定其准确性。

▶ 随访的重要性

毛细胞星形细胞瘤（pilocytic astrocytoma）这类低级别胶质瘤，通过ETV解决脑积水后，可以长时间无症状带瘤生存随访。而生殖细胞瘤、恶性淋巴瘤确诊后，必须追加化学药物治疗（化疗）和放射治疗（放疗）（图4），手术切除非首选。

间变型星形细胞瘤（anaplastic astrocytoma）、胶质母细胞瘤（glioblastoma multiforme，GBM）这类高级别胶质瘤，要综合患者年龄、ADL、预后探讨是否积极追加手术切除，还是只进行放化疗治疗。

▶ 肿瘤切除的手术入路选择

围绕肿瘤主体治疗，根据肿瘤生长部位及手术进程探讨手术入路。通常显微镜下开颅手术：

- 肿瘤主体位于侧脑室额角

  前方经大脑纵裂–胼胝体入路（anterior interhemispheric–transcallosal approach），

  额钟会经皮层入路（midddle frontal gyrus–transcortial approach）。

- 肿瘤主体位于第三脑室前1/2，从第三脑室底向上方生长

  颅前窝底经纵裂–终板入路（basal interhemispheric trans–lamina terminalis approach）。

- 肿瘤主体位于第三脑室后1/2，松果体区

  幕下小脑上入路（infratentorial supracerebellar approach），枕底经小脑幕入路（occipital transtentorial approach）。

图4　肿瘤活检术

a：肿瘤呈多发不局限于松果体区，也发生于垂体柄，术前诊断为生殖细胞瘤可能。Gd-T1（1）、DWI（2）

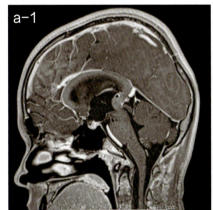
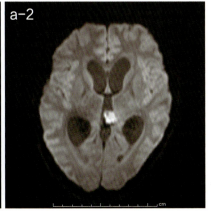

图4 （续）

b：电子软镜下肿瘤活检

c：病理诊断为生殖细胞瘤，术后给予化疗［卡铂（Carboplatin）＋依托泊苷（Etoposide）］联合全脑室-松果体区-鞍区放射治疗。化疗+放疗后复查Gd-T1（1），DWI（2）提示肿瘤消失，垂体柄肿大恢复正常

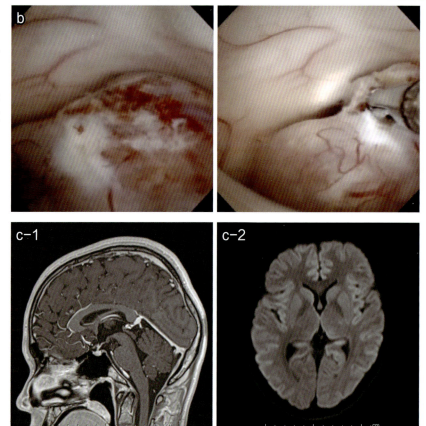

• 肿瘤主体位于侧脑室三角区：

顶上小叶入路（high parietal approach），颞中回入路（middle temporal approach）。

上述入路都是基于肿瘤根部及主体位置考虑采用的常用入路。

治疗要点总结

• 要跟随具有内镜手术资历认证的术者一同手术，请教什么是规范的手术操作，避免高风险和非常规手术操作。

• 如果脑室穿刺失败，特别是Peel-Away穿刺鞘穿刺失败后会造成皮层损伤。应当充分利用现有设备制订最为安全的手术方案，比如导航下进行脑室穿刺。

• 使用活检钳取病理标本时，锁紧钳子口旋转切割取材后，从脑室镜工作通道内退出回收标本。整个取标本过程要在镜下以清楚地看清取材部位与周围组织结构为前提进行。当活检钳必须超出镜下视野范围才能取到标本时，不要盲目过度牵拉，因为一旦视野外发生某些意外情况会无法把控，建议尝试取小量标本后适可而止。

• 回撤活检钳时可能牵拉周围血管，如果微小血管出血，可以通过持续灌洗来止血。如果遇到单凭灌洗也无法止血时，应临时终止活检，进行止血。

• 当活检钳采样发生出血时，可以使用人工脑脊液（ARTCEREB Irrigation and

Perfusion Solution for Cerebrospinal Surgery，大塚制药）持续灌洗来止血，助手可以使用注射器从冲洗通道进行脉冲式注入ARTCEREB冲洗液，止血效果更好。止血需要花费一定时间，大部分场合持续冲洗都可达到止血目的。病理取材前如果镜下看到取材区有明确血管存在，可以先用RAF电极电凝止血后，再上活检钳取材。

- 一旦发生出血，不要慌张撤出内镜，牢记此时要保持内镜视野不动，助手持续冲洗来止血。如果途中撤出内镜，再进入则很难到达原来出血部位，相应止血效果也会大打折扣（图5）。

- 电子软镜活检时，有时内镜保持不动只回撤活检钳，有时需要内镜和活检钳同时撤出穿刺鞘。在回撤镜头时要注意不要损伤穹隆，笔者建议先将镜头回撤至乳头体附近，重新矫正镜头方向，再小心从室间孔撤出。

- 在脑室镜活检过程中，要保持灌洗液持续灌洗，在活检钳和镜头同时回撤到穿刺鞘中时，要注意鞘内脑脊液波动是否存在，也要透过透明鞘观察皮层是否有过度塌陷（提示脑脊液丢失过多或者灌洗液不足）。

图5　出血的处理

a：肿瘤表面覆盖着室管膜，活检钳取病理情形。活检钳夹着病理连同电子软镜同时回撤，术中快速病理结果诊断

b：再次进入原术野时发现出血

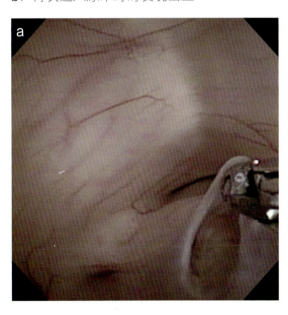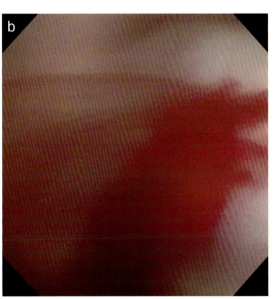

图5 （续）

c：镜头抵近观察出血点，助手持续脉冲式使用灌洗液冲洗，保持术野清楚的同时，确认出血点位置准确

d：明确出血点位置后，使用RAF电凝止血

e：成功止血

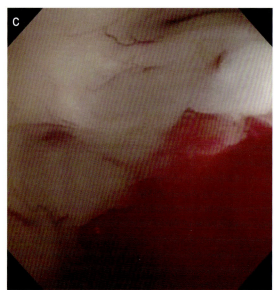
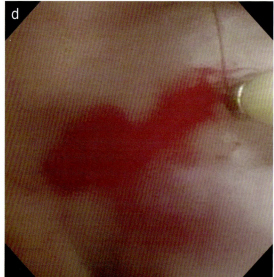
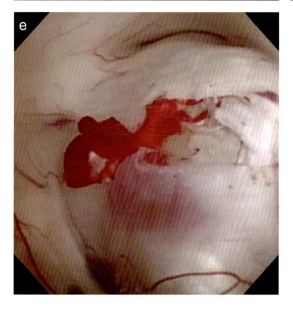

参考文献

[1] Hayashi N, et al. Nationwide investigation of the current status of therapeutic neuroendoscopy for ventricular and paraventricular tumors in Japan, J Neurosurg 2011; 115(6): 1147-1157. doi: 10.3171/2011.7.JNS101976.

[2] Liang L, et al. MRI of intracranial germ-cell tumours Neuroradiology 2002; 44(5): 382-388.

[3] Recinos PF, et al. Use of a minimally invasive tubular retraction system for deep-seated tumors in pediatric patients. J Neurosurg Pediatr 2011; 7(5): 516-521. doi: 10.3171/2011.2.PEDS10515.

内镜辅助显微手术

吉冈秀幸　荻原雅和　木内博之　日本山梨大学大学院医学工程综合研究部脑神经外科讲师

神经内镜支援手术

具备高倍率甚至3D视野能够满足精细手术操作要求的显微镜已经成为神经外科的必备装备。但由于显微镜的照射光线必须同术者视线在同一轴线上，术野中的深部结构及其背面因为光线无法到达而成为死角。神经内镜的抵近观察正好可以弥补显微镜的上述短板，其深部照明加上优于显微镜很多的放大倍率，使得神经内镜成为颅底显微手术的得力辅助手段[1]。本章节介绍的代表手术为内镜辅助下显微镜颅内动脉瘤夹闭术、微血管减压术（MVD）、听神经瘤切除术，并详细介绍内镜辅助手术的标准操作。

▶ 术前准备

笔者所在单位使用的是支持臂一体神经内镜系统——EndoArm（Olympus），硬式内镜镜头外径分为2.7mm和4.0mm两种，角度有0°、30°、70°等多种款式。EndoArm是气动臂，靠高压气体驱动/制动支持臂关节，支持臂可轻松自由地调整位置且具备一键固定功能，其安全性和便于操控感都很出色。近年来随着高清甚至超高清成像系统的升级更新，高清手术画面已经取缔了原来的标清画质。即便使用画质不高的2.7mm细镜头，也可得到能完美展示解剖结构细节的高清图像。

▶ 术中内镜辅助

如果术中需要内镜下辅助操作，为确保导入内镜后有足够的操作空间，骨瓣设计要考虑周全。另外，可根据实际情况需要从各种方向将内镜导入，为了减少方向感错误，笔者建议将显微镜同内镜视野方向统一，二者视野12点钟方位要同步一致。

动脉瘤夹闭手术中，看清动脉瘤周围解剖结构是安全夹闭的基本要求。当动脉瘤靠近颅底时，相比较显微镜的视线容易受阻挡，内镜的优势就体现出来。通过抵近观察，内镜可以清楚地看到颅底结构，甚至瘤夹后方的显微镜死角也显露无遗[1]。代表病例前循环动脉瘤夹闭术的手术室配置如图1a所示。观察该部位的动脉瘤，常从内侧前方沿着颅前窝底导入内镜，并固定内镜于颈内动脉内侧，额颞开颅将额侧骨瓣适度扩大（相比显微镜开颅）。

三叉神经痛、单侧面肌痉挛的发病原因多是所属神经出脑干处的REZ（root

entry/exit zone）被血管压迫所致。微血管减压术的目的就是将责任血管移位，对受压神经进行减压。三叉神经、面神经都走行于桥小脑角的狭小空间里，显微镜下要确认REZ时常容易过度牵拉小脑而引起神经麻痹。内镜下观察REZ时，就可避免上述过度牵拉动作，减少手术并发症。微血管减压手术常采取枕下小脑外侧入路（桥小脑角入路）。内镜辅助手术的手术室配置见图1b。

听神经瘤是起源于前庭神经的良性肿瘤，从内耳道开始生长，逐渐可占据整个桥小脑角区。切除肿瘤时，务必时刻把握面神经的空间走行，面神经功能的保留是必要前提。面神经大多走行于肿瘤腹侧，但在手术早期想要通过显微镜预先辨认面神经是非常困难的。如果使用角度镜观察，早期发现面神经的可能性会大大增加。面神经磁共振成像（MRI）非常有帮助，笔者推荐造影3D高分辨重T2成像〔（fast imaging employing steady-state acquisition，FIESTA），GE〕，可以清楚地掌握面神经等各颅神经的走行以及神经与肿瘤的毗邻关系。术中准备好神经导航、电生理监测（面神经刺激+听力脑干诱发单位），其他设备器械准备以显微镜下MVD手术为准。

图1 手术室摆台

a：左侧额颞开颅摆台
内镜从对侧导入。内镜显示器的摆放位置，方便术者在最少调整视线情况下就可观看
b：左侧枕下小脑外侧入路（右侧卧位）的摆台
显微镜放置于术者对侧，内镜在术者头侧放置

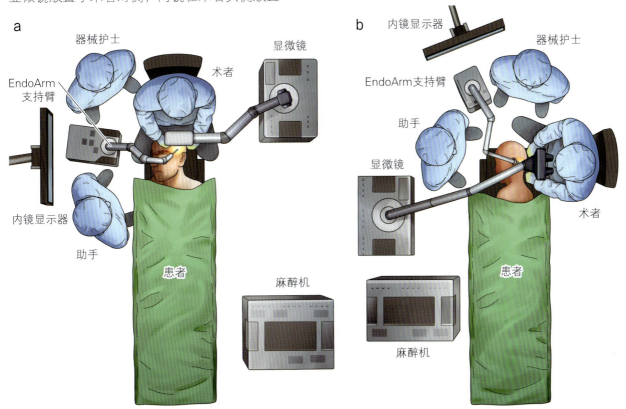

● 标准手术操作

▶ 颅内动脉瘤夹闭术

床突旁段颈内动脉瘤

床突旁段动脉瘤除了少数向前方突出，大多从颈内动脉内侧向后方生长，术野中动脉瘤多位于视神经下方。动脉瘤常被周围结构遮挡，很难在显微镜下看清瘤周结构全貌，这时使用内镜观察可能容易实现上述目的。使用30°或70°角度镜从骨窗内缘进入视交叉池、视神经–颈内动脉间隙，可以观察到硬膜环附近的眼动脉、垂体上动脉、垂体下动脉，甚至后交通动脉、动脉瘤周围解剖都可清晰展示。

颈内动脉远端动脉瘤（后交通动脉瘤、脉络丛前动脉瘤）

后交通动脉瘤、脉络丛前动脉瘤通常瘤体凸向外侧，载瘤动脉及穿通支都在内侧。当动脉瘤体积较小时，显微镜下游离瘤周穿通支血管，完整夹闭瘤颈相对容易实现。这时导入内镜到颈内动脉内侧，可以清晰地看到显微镜下观察不到的瘤颈内侧及穿通支起始部位结构，以及是否有瘤颈残留（Dog ear型残留）、穿通支是否被误夹等情况（图2）。处理凸向内后方或者大动脉瘤时，显微镜下很难看到瘤体内侧情况，加之穿通支血管与瘤体发生粘连也很多见，这时导入内镜观察，临床意义更大。

图2　左侧后交通动脉起始部未破裂动脉瘤

a： 术前3D-DSA造影

b： 动脉瘤夹闭前显微镜下视角。确认后交通动脉很困难。显微镜下从外侧导入内镜

c： 动脉瘤夹闭后

d： 术后3D-DSA造影

e： 动脉瘤夹闭前的内镜观。确认后交通动脉走行

f： 动脉瘤夹闭后的内镜观。清楚地显示后交通动脉、动脉瘤、瘤夹的位置关系。为保留后交通动脉，动脉瘤残存。Dog ear型动脉瘤颈（白色三角）

AN：动脉瘤；EN：神经内镜；ICA：颈内动脉；PCoA：后交通动脉

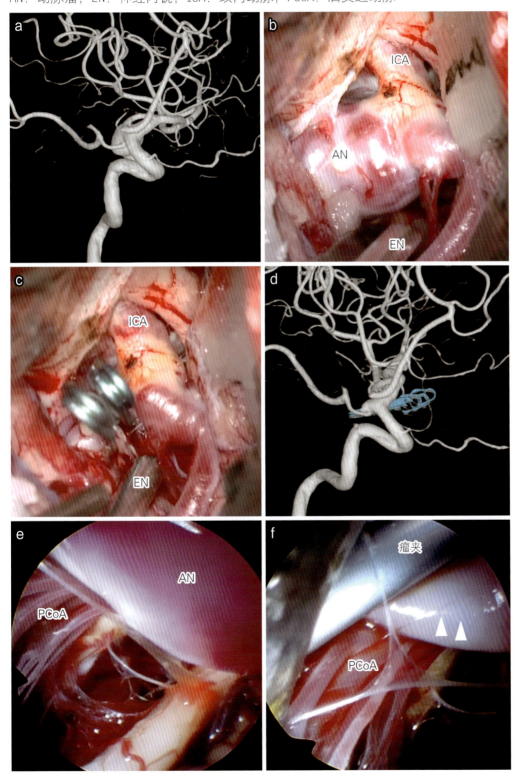

基底动脉尖动脉瘤

　　处理基底动脉尖动脉瘤，一般多采用颞下入路（subtemporal approach）或者经侧裂入路（transsylvian approach）。采用颞下入路时，同侧动脉瘤颈、后交通动脉及P1穿通支的情况容易把握，对侧血管情况较难掌握。使用角度镜从基底动脉前方可得到经侧裂入路同样的视角，能清晰地看到对侧血管情况（图3）。采用经侧裂入路时，虽可以从前方越过颈内动脉到达基底动脉，但动脉后方空间皆为视野盲区，此视角下很难看到在此分支的丘脑穿通支血管。可以从颈内动脉内侧或者外侧导入神经内镜，看清颈内动脉后方情况后，再进行动脉瘤夹闭。

图3　未破裂的基底动脉尖动脉瘤

a：术前3D-DSA造影

b：动脉瘤夹闭前显微镜下观

c：动脉瘤夹闭前内镜观

d：动脉瘤夹闭后显微镜下观

e：动脉瘤夹闭后显微镜下血管荧光造影

f：动脉瘤夹闭后内镜观。白色箭头指示穿通支血管

g：动脉瘤夹闭后内镜下吲哚菁绿荧光血管造影，显示包括穿通支（白色箭头）在内的周围血管完好

h：术后CTA

AN：动脉瘤；BA：基底动脉

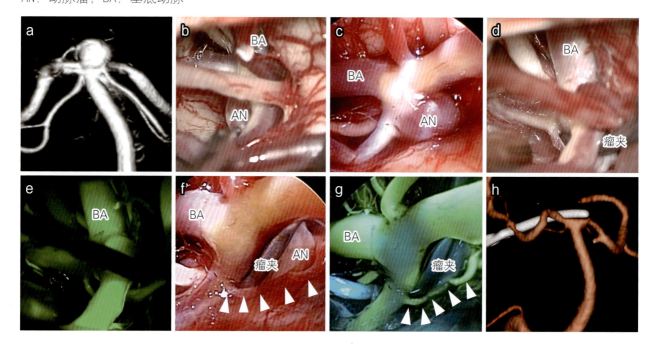

小脑下后动脉起始部动脉瘤

处理小脑下后动脉起始部动脉瘤，一般采用外侧枕下入路，因为动脉瘤位置深在，内镜辅助观察对手术很有帮助。椎动脉解剖变异常见，常常在小脑下后动脉起始部前方走行，显微镜下有时很难确认椎动脉远心端。利用内镜就可解决上述问题，可以清晰地观察到动脉瘤颈和椎动脉的解剖关系（图4）。

图4　未破裂的左侧椎动脉-小脑下后动脉起始部动脉瘤

a：术前3D-DSA造影
b：动脉瘤夹闭前显微镜下观。箭头指示小脑下后动脉
c：动脉瘤夹闭前内镜观。小脑下后动脉（箭头所指）和动脉瘤体的解剖关系被清晰呈现
d：动脉瘤夹闭后显微镜下观。箭头指示小脑下后动脉
e：动脉瘤夹闭后内镜观。小脑下后动脉（箭头所指）解剖保留
f：术后CTA

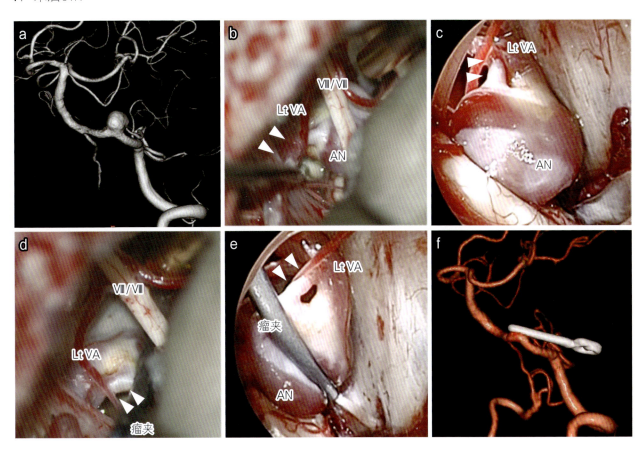

▶ 微血管减压术

单侧面肌痉挛的原因是责任血管压迫面神经的REZ。显微镜下观察REZ常需牵拉小脑，过度牵拉常有损伤听神经的风险。将角度镜在听神经和舌咽神经之间导入，可以从腹侧角度观察REZ的解剖结构（图5）[2]。当显微镜下无法确认REZ附近的责任血管时，可导入内镜，从面神经出脑干处到上橄榄核沟进行全区域搜索，对于确认责任血管很有帮助。在对责任压迫血管进行移位并隔断时，应充分观察REZ的细小穿通支血管，避免损伤。

图5 右侧面肌痉挛（责任血管AICA）

a、b：显微镜观。虽然确认了AICA的走行，面神经REZ观察欠佳
c：内镜观。可见面神经REZ的血管压痕（箭头所指），责任压迫血管为AICA
d：内镜下对REZ减压，显微镜下该区域显示欠佳
e：显微镜下血管神经之间垫入补片后，此时显微镜下REZ仍然显示欠佳
f：更换为内镜视野，确认脑干侧补片位置理想，血管减压确实
AICA：小脑下前动脉；EN：神经内镜

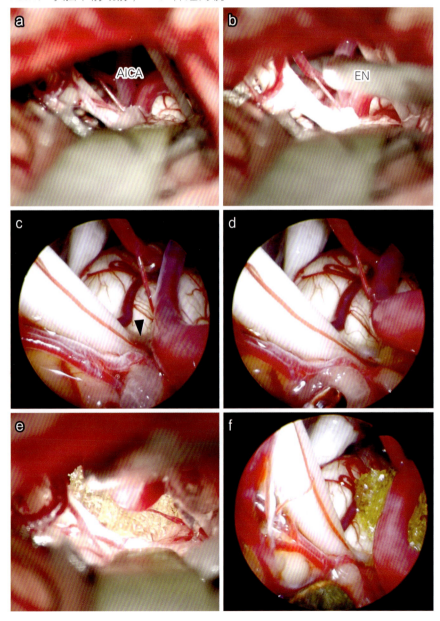

三叉神经痛的发病机制不同于面肌痉挛（面肌痉挛是责任血管压迫REZ所致），从REZ开始到Meckel腔之间全程任何节点都有可能受压，由此产生疼痛。利用内镜可帮助清楚地观察三叉神经腹侧面、内耳道上结节（suprameatal tubercle）深部的Meckel腔周围结构（图6）[3]。进行三叉神经痛的MVD手术，导入内镜时注意保护岩静脉，避免损伤。充分松解静脉，在岩上窦流入岩静脉的部位用吸收性明胶海绵混合生物蛋白胶加固。另外，在观察三叉神经尾侧结构时，注意镜头勿损伤面

图6　左侧三叉神经痛（责任血管AICA）

a、c、e、g：显微镜下观

b、d、f、h：内镜下观。显微镜下内耳道上结节（＊）为视角盲区，无法辨认Meckel腔附近的AICA走行。导入内镜后，可清晰辨认Meckel腔（箭头指示），可见AICA三叉神经，压迹（箭头指示）明显。显微镜+内镜共同视野下进行减压

AICA：小脑下前动脉

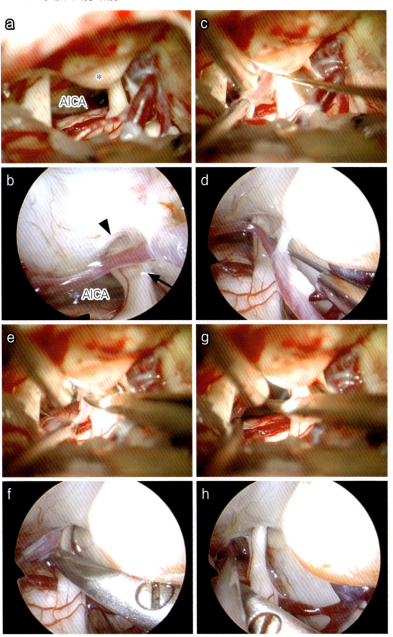

神经和听神经。切开小脑水平裂，锐性松解小脑上表面蛛网膜，游离岩静脉，获取足够操作空间来满足显微镜+内镜同时观察的要求。通常当责任血管为小脑上动脉时，REZ周围的穿通血管少见，游离该血管后可将其向天幕侧移位。当责任血管为小脑下前动脉时，压迫部位多为三叉神经尾侧，因该动脉向脑干发出多支穿通支，对该动脉进行移位时要注意勿损伤穿通支血管。

▶ 听神经鞘瘤切除术

切除听神经鞘瘤的同时，务必要保留面神经和听神经功能。因此，神经导航系统、术中电生理监测（面神经刺激、脑干听力诱发电位监测）对于神经保护作用重大。有了上述设备辅助，在手术早期就可明确面神经和听神经的走行，在确保神经无损的前提下分块切除肿瘤。面神经大多位于肿瘤腹侧面，被肿瘤挤压变薄且延展，通常的桥小脑区入路（枕下外侧入路）早期很难看到面神经，这也是面神经保护的技术困难点之一。这时可以从肿瘤尾侧导入内镜，在正式切除肿瘤之前就能发现受压变菲薄的面神经。另外在开始切除内耳道肿瘤时，显微镜下开放内耳道底需要尽量磨除背侧骨质，很容易损伤耳蜗和半规管结构。这时及时导入内镜，可以在适度磨除内耳道后壁下看清周围结构，有助于完全切除内耳道内肿瘤（图7）[4]。

图7 左侧听神经鞘瘤

a：术前增强MRI
b：显微镜观
c：从肿瘤尾侧导入内镜
d~f：内镜观。清晰显示被肿瘤挤压变菲薄的面神经（＊）
g、h：面神经保留，肿瘤全切除

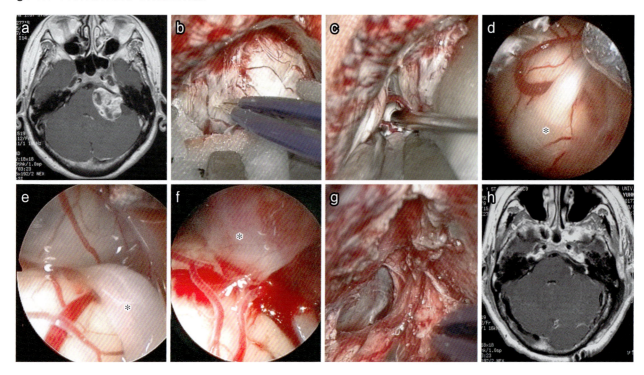

为了在显微镜视野下顺利导入内镜，开颅骨窗可稍微扩大，以保证显微镜和内镜都有足够的操作空间。

除外5cm以上的大型听神经鞘瘤，在肿瘤完全摘除前，建议将30°内镜导入肿瘤与末组颅神经之间，镜头斜面朝向头背侧，观察被肿瘤遮挡的面神经REZ段。将镜头固定于肿瘤尾侧，显微镜+内镜双重视野下将肿瘤完整剥离摘除。另外，磨开内耳道背侧将内耳道内肿瘤切除后，在进一步处理侵袭至内耳道底部的肿瘤时，可使用30°或者70°角度镜向内耳道底部观察，在最小限度地磨除内耳道骨质且不过分牵拉小脑的情况下，使用弯头取瘤钳子、弯头取瘤镊子或者刮匙将残余肿瘤全切除（图8）。

图8　左侧听神经鞘瘤

a：术前增强MRI（FIESTA）。面神经走行于肿瘤腹侧

b、f：显微镜观（b）和内镜观（f）。侵袭进入内耳道内的肿瘤部分（箭头）和面神经（＊）

c、g：显微镜下切除内耳道内肿瘤后，用内镜确认肿瘤是否残留。面神经（＊）

d、h：肿瘤全切除后内镜下确认

e：术后增强MRI（FIESTA）

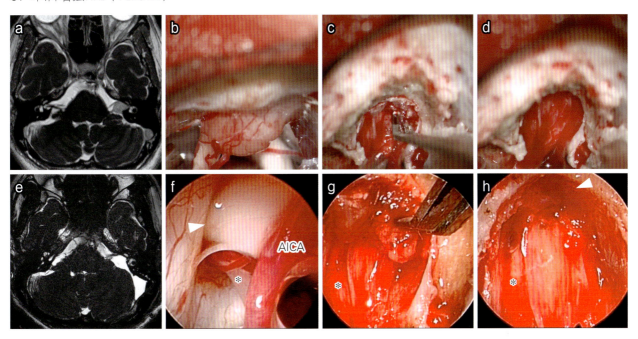

治疗要点总结

术前准备注意事项

如前所述要满足显微镜和内镜在同一术野下进行操作，就要在显微镜操作区域预留出放置内镜的空间，方便二者各自操作不相互干扰。为此应在术野和显微镜间预置充分的距离，并合理放置内镜的位置及镜头方向，同时要确保内镜的固定稳妥。提前调试好内镜一体化支持臂，预留好摄像头的调节空间。另外当使用曲柄摄像头设计的内镜时，要提前预留好操作空间。

当主要使用角度镜时，要事先掌握镜头导入方向和角度镜观察方向的关系，目的是利用内镜来补充观察显微镜的视野死角。使用角度镜需要一定的熟悉过程。另外，因术者通常在观察显微镜视野时，无法同时确认内镜下影像，就需要将内镜显示器摆放在术者视线移动最小的位置，而且助手在确认内镜下影像后，应及时准确地向术者报告镜下所见。

动脉瘤夹闭时的注意事项

动脉瘤夹闭时，内镜辅助的意义就是弥补显微镜观察死角，确认动脉瘤破裂部位、穿通支血管情况、血管周围神经走行等。显微镜下动脉瘤夹闭后，通常会再次使用内镜确认夹闭是否完全。如果操作空间允许，可以在显微镜+内镜双重视野下进行动脉瘤夹闭，可以实时观察动脉瘤夹、瘤颈及穿通支的关系，一次夹闭完成，无须二次调整动脉瘤夹位置。

当有急性期瘤周血肿阻挡术野时，需要先清除血肿才能显露动脉瘤。在显微镜下确认动脉瘤破裂出血部位之前，要绝对杜绝盲目且胡乱的血肿吸引操作。要考虑到即使内镜下已经确认动脉瘤具体的破裂位置，手术器械也有可能无法到达该部位，以至于无法处理止血。要清楚内镜所能观察到的部位，未必是手术器械所能达到的范围，这与显微镜操作是有区别的。

脑血流观测时的注意事项

通常情况下，内镜下无法实现对脑血流的实时观测。笔者所在单位正着手解决此难题，我们正在开发内镜荧光显影系统，可专门服务于动脉瘤夹闭手术等血管操作。在显微镜下以及内镜下引入荧光血管显影，可以实时评估动脉瘤夹闭情况、载瘤血管及周围穿通血管血流通畅情况。

治疗单侧面肌痉挛的注意事项

进行解决面肌痉挛的微血管减压手术时，为避免过度牵拉小脑半球，要清楚地观察到面神经出脑干位置。当怀疑椎动脉为可疑责任血管时，要仔细检查椎动脉和面神经之间是否有小脑下前动脉这类细小动脉存在，这类血管可能为真正的责任血管，此时内镜下观察有利于确保神经血管减压效果。

◗ 治疗三叉神经痛的注意事项

从REZ到三叉神经进入Meckel腔之前，任何一处血管受压都可导致原发性三叉神经痛。另外责任血管不局限于动脉，还可为静脉，甚至蛛网膜与神经的局部粘连都可以对三叉神经产生压迫，从而产生疼痛。在进行三叉神经MVD手术时，要对三叉神经全程进行检查，此时借助内镜辅助可以提高检出率，降低漏检率。

◗ 听神经鞘瘤手术的注意事项

面神经多走行于肿瘤腹侧，内镜可以在手术早期分辨出从出脑干侧（REZ）到肿瘤中部的这部分面神经。但当肿瘤体积庞大、面神经受压变薄呈扇面形展开时，内镜下辨认解剖结构很困难，这时需要面神经电生理监测辅助定位面神经走行。切除内耳道内部肿瘤时，内镜辅助观察很有帮助。显微镜下手术器械不适合内镜下的内耳道内操作，可以使用前端弯曲的肿瘤镊子和刮匙。另外内镜影像为二维成像，距离感把握不如显微镜下，注意保护神经避免损伤，内镜下操作要仔细。

◗ 内镜辅助显微镜手术的总体注意事项

内镜辅助手术，要注意在导入内镜、术中移动镜头位置、撤出内镜的过程中镜头或者镜鞘切勿损伤血管、神经。因此在操作内镜时，需要双手牢牢把持住镜头，边看清视野结构边缓慢进出。

● 本章结束语

内镜辅助观察，可以大幅度提高显微镜手术的安全性，进一步保证手术质量。内镜辅助显微镜手术的目的不同于追求低侵袭微创的单独内镜下手术，主要操作还是在显微镜下完成。这就需要考虑既要有足够的手术操作空间，还要顾虑内镜镜头位置是否合理、照明散热对神经血管的影响等诸多方面，作为术者要做好充分的术前准备。

参考文献 ────────

［1］ Yoshioka H, Kinouchi H. The Roles of Endoscope in Aneurysmal Surgery. Neurol Med Chir (Tokyo) 2015; 55: 469-478.

［2］ Cheng WY, Chao SC, Shen CC. Endoscopic microvascular decompression of the hemifacial spasm. Surg Neurol 2008; 70: S1 40-46.

［3］ Jarrahy R, Berci G, Shahinian HK. Endoscope-assistedmicrovascular decompression of the trigeminal nerve. Otolaryngol Head Neck Surg 2000; 123: 218-223.

［4］ 荻原雅和，木内博之，西山義久．後頭蓋窩における内視鏡手術の基本的知識．脳外誌 2013; 22: 379-387.

脊髓手术和神经内镜

新 靖史 日本大阪警察医院脑神经外科副部长

开篇引言

　　手术技术进步和器械改良共同推动了脊髓手术的微创化进程。脊髓和神经被肌肉和椎骨围绕共同保护，内镜下可实现低侵袭的微创手术处理脊髓疾病。经过手术历史的演变，脊髓手术方法也在不断改良革新。本章节主要介绍脊髓的内镜手术原理，必需的内镜下脊髓手术器械，重点阐述几个经典手术病例。

脊髓手术的历史演变和术式改良

　　以椎间盘手术为例，从最开始的广泛椎弓切除到LOVE法，进一步演变为显微镜下的micro-LOVE法、Casper法，再到当下主流术式微创内镜下椎间盘切除术（micro endoscopic discectomy，MED），一路逐渐转向微创手术（图1）。内镜下脊髓手术于20世纪90年代后半期开始于欧美国家，Foley和Smith最先发表了介绍上述手术的论文。

　　内镜最先被应用于MED手术中，因为当初的内镜镜头为一次性且画质低劣，术中术后并发症多发，MED手术在其起源地——美国逐渐衰败下去，但在日本学界却柳暗花明，逐渐成熟发展起来。因为其安全性得到保证，MED手术在日本国内得到了普及，治疗范围包括腰椎间盘突出导致的腰椎管狭窄、脊髓型颈椎病、颈椎黄韧带钙化、神经根型颈椎病、颈椎间盘突出等疾病（图2）。相比于肉眼、头灯辅助开放性手术，内镜是抵近观察，甚至利用角度镜可以进一步扩大视野范围。

　　在此基础上，不同于MED的新手术入路——经皮髓核摘除术（percutaneous nucleotomy，PN）在1975年被土方等研发出来。以此为基础，Kambin和Yeung开发了能实现经皮内镜下腰椎间盘切除术（percutanous endoscopic lumbar discectomy，PED/PELD）的内镜手术系统，该系统的单孔径工作通道内，允许导入钳子和其器械（如动力系统），可完成诸多手术操作。

图1 脊髓微创手术的历史演变和术式改良

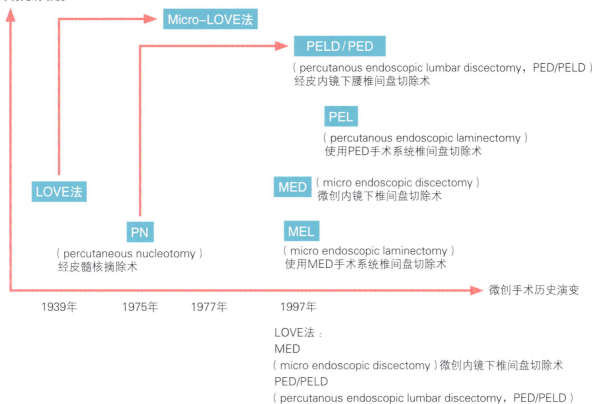

视野的明亮清晰度
Micro–LOVE法
PELD/PED
(percutanous endoscopic lumbar discectomy，PED/PELD)
经皮内镜下腰椎间盘切除术
PEL
(percutanous endoscopic laminectomy)
使用PED手术系统椎间盘切除术
LOVE法
MED
(micro endoscopic discectomy)
微创内镜下椎间盘切除术
PN
(percutaneous nucleotomy)
经皮髓核摘除术
MEL
(micro endoscopic laminectomy)
使用MED手术系统椎间盘切除术
微创手术历史演变
1939年
1975年
1977年
1997年
LOVE法：
MED
(micro endoscopic discectomy) 微创内镜下椎间盘切除术
PED/PELD
(percutanous endoscopic lumbar discectomy，PED/PELD)
经皮内镜下腰椎间盘切除术

图2 MED的手术适应证

部位	疾病	治疗目的及注意事项
腰椎	脊髓型颈椎病	单开门进行脊髓减压，咬骨钳咬除为主，适应证不包括后纵韧带骨化（OPLL）
	神经根型颈椎病	椎间孔扩大术、后方入路椎间盘切除
胸椎	后方减压	注意硬膜骨化
腰椎	腰椎间盘突出	外侧膨出、migrate植骨等
	腰椎管狭窄	单开门入路椎管两侧减压
	腰椎间孔狭窄	L5/S1高位的L5神经根

　　脊髓内镜手术虽然有微创微侵袭的特点，但因自身较为狭小的视野范围和内镜下的二维非立体视觉，需要术者对于术中解剖具有相当的熟悉程度，手术技术的掌握也需要相当陡峭的学习曲线。目前主流的脊髓内镜主要为MED内镜系统（Medtronic）、PELD内镜系统（Wolf或者KARL STORZ）（图3）。

　　内镜手术的特点是，通过相对狭小通道接近术区，抵近观察得到清晰的视野图像。视角类似"虫眼"视角（worm's eye view），并可从最开始的仰视变换为侧

图3　主流脊髓内镜的分类

a：MED内镜系统（Medtronic）

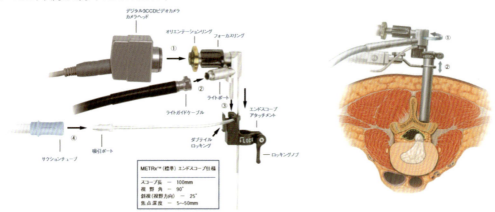

b：PELD/PED内镜系统（Wolf）：卓越的成像质量、理想的照明、灌洗–流出设计、大工作通道、可满足单人全内镜下手术、小巧精致的通道鞘外径。下图为3款不同工作通道口径的镜头，截面呈椭圆形

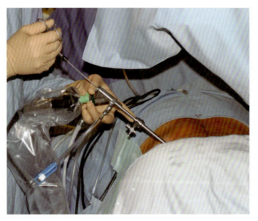

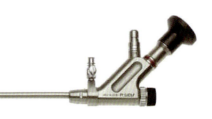

· 出色的高质量成像，明亮的光学照明
· 合理配置的冲洗(入、出)通道
· 宽敞的工作通道，单通道设计方便内镜手术器械进出（2.7mm/3.1mm/4.1mm）
· 小巧的工作鞘外径

椭圆形轮廓

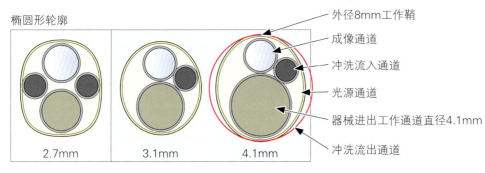

外径8mm工作鞘
成像通道
冲洗流入通道
光源通道
器械进出工作通道直径4.1mm
冲洗流出通道

2.7mm　　3.1mm　　4.1mm

图3 （续）

c：PELD/PED内镜系统（KARL STORZ）可实现不同手术入路

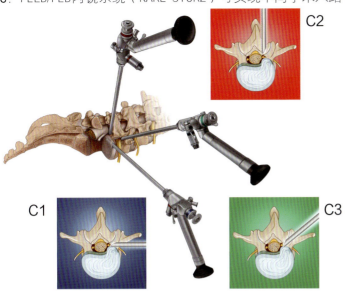

C1：经椎间孔入路（transforaminal approach）

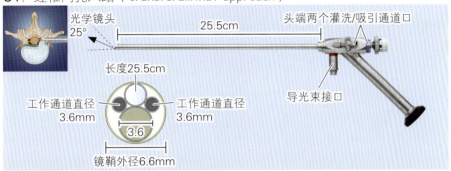

C2：椎板间隙入路（interlaminar approach）

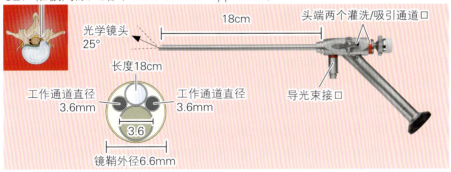

C3：后外侧入路（posterolateral approach）

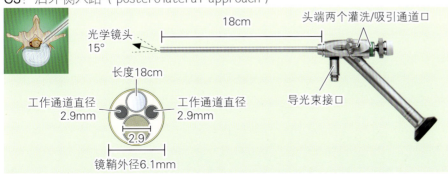

视或者俯视，具备一定的视角和方向性。显微镜的目镜距离观察对象有一定距离，通过调整放大倍率，即可得到一个被观察对象的立体视觉，即所谓的"鸟瞰"视角（bird's eye view）。外视镜（exoscope）整合了内镜与显微镜的上述特点，镜头与被观察物体间有一定距离，通过机体自然通道或者外科特殊建立的手术通道（surgical corridor），得到高清的3D视野图像。目前应用于临床的外视镜多为VITOM®（KARL STORZ）和KESTREL（日本三鹰光器），是配备了术区摄像头、放大镜、手术用显微镜等设备的可视化成像系统。VITOM®系统的成像景深强大，可在25~75cm范围内呈现清晰的术野影像，工作距离非常宽广。而KESTREL的优势在于术者可单手移动摄像头，该成像系统具有激光自动调焦、自动放大图像的功能。3D成像功能也在逐步开发中（图4），外视镜的应用前景非常广阔。

◗ 空气环境中和水环境中的内镜手术

　　MED系统适合于空气环境中的内镜手术，而像PED系统这种孔径较细的更适合

图4　VITOM®外视镜

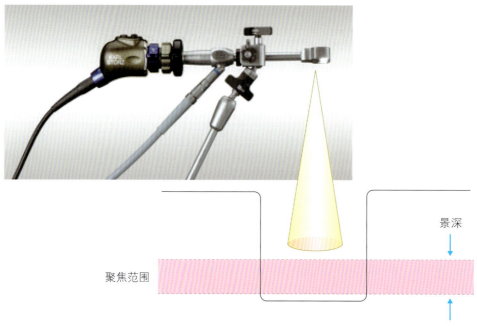

景深

聚焦范围

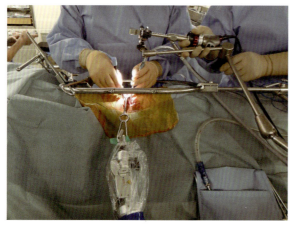

VITOM®外视镜不但可有原厂的固定臂锁死固定外，还可使用NEUARM（日本三鹰光器）固定把持，并自由移动最终得到最佳视野

在持续灌洗的水环境中工作。MED系统的椭圆形口径（16mm）开张器虽是微创低侵袭牵开器，但撑开术野时也要缓缓用力，徐徐拉开。建议从细到粗，逐步依次更换牵开器，应尽可能从肌肉间隙撑开。硬性角度镜为末端发散视野，即可提供喇叭口形干性（空气环境）视野。筒形撑开器的内外因有温度差，常使镜头起雾模糊，另外血迹、术区内机体组织的黏附也经常影响术野清晰。常用的应对措施为用生理盐水脉冲式冲洗镜头+吸引器持续吸引，以保持视野清晰。

PED系统适合于水环境中的内镜手术，除了靠持续的灌洗保持水环境得到清晰的视野外，在手术不同阶段，还需使用特殊的双极电凝进行确切的止血，来保证术区干净。止血操作也在水环境下进行，避免了因局部高温发生热损伤。使用磨钻时也在水环境中，虽然避免了空气环境中磨钻高速旋转产生骨沫和血液四溅的情况，但也要注意保持水环境下术野的稳定，减少镜头晃动。

▶ 脊髓内镜的视野特点介绍

内镜下获得的视野不同于显微镜下的立体视野，内镜下手术操作也不同于显微镜下操作。显微镜和外视镜（exoscope）都是镜头距离观察对象有一定距离（一定的焦点深度），通过"鸟瞰"视角（bird's eye view）获得图像（图5a）。而内镜是贴近被观察物体，通过"虫眼"视角（worm's eye view）获得图像（图5b）。内镜的视野主要由镜头最前端的形状、镜片形状、光源照射方式而决定。镜头根据前端形态分为直视镜（0°镜）和斜视镜（角度镜）。直视镜（0°镜）镜筒中轴和视野方向在同一轴线上，因此直视镜下很容易辨认解剖结构。但是也存在视野较为受限、

图5 内镜的视野特点

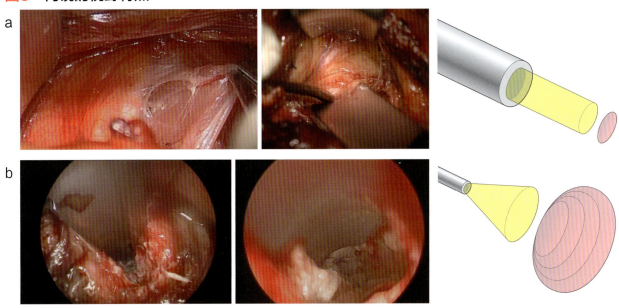

a：显微镜和外视镜（exoscope）都是镜头距离观察对象有一定距离（一定的焦点深度），通过"鸟瞰"视角（bird's eye view）获得图像

b：镜头抵近观察，通过"虫眼"视角（worm's eye view）获得图像

镜下工作范围狭窄的缺点。斜视镜（角度镜）则不然，因为镜筒中轴和视野方向不在同一轴线上，相当于从上方倾斜向下俯瞰视角，看到的视野范围更为广阔。

脊柱外科常使用25°或者30°的斜视镜。需要了解的是，斜视镜下实际的术野中心同显示器画面的图像中心并非一致。在圆筒形撑开器撑开的术野中，镜头侧的术野部分并不在显示器显示范围内，镜头斜面所对的术野才是显示器画面中的中央区域。这就会产生下面的情况，即虽然镜下可见但手术器械无法触及该范围，斜视镜甚至可显示术野周围结构。对比显微镜自上而下的俯视视角，斜视镜可以在不牵拉神经根的前提下，观察神经根外侧的椎间盘疝出情况。内镜手术可最大限度地减少神经根及硬膜损伤，目前已成为脊柱微创手术主流。其视野特点可参考图6和图7。

图6　MED内镜系统的视野特点

MED内镜手术操作是在圆筒形撑开器提供的有限空间下进行的，属于内镜辅助下管状术野手术

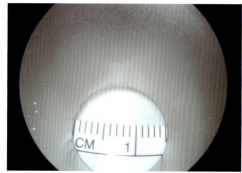
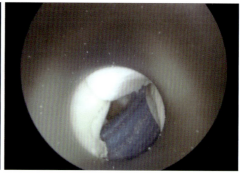

图7　PED内镜系统的视野特点

a：25°斜视镜。有效工作长度207mm的镜头，适用于经椎间孔外入路（trans-extraforaminal approach）。有效工作长度165mm的镜头，适用于经椎板间入路（interlaminary approach）

b：可利用角度镜头的"虫眼"视角（worm's eye view），通过旋转镜头角度可获得周边各个方向视野

a

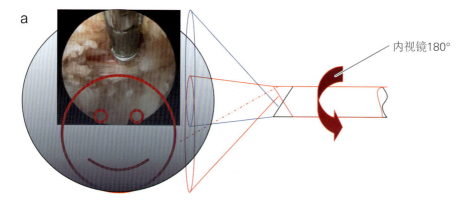

内视镜180°

b

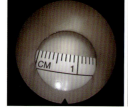
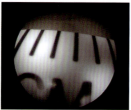
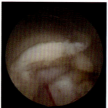
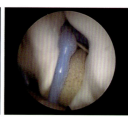
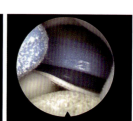

● 脊髓内镜手术相关的脊柱局部解剖

不同于开放手术的广阔视野，脊髓内镜手术的视野相当局限而精准（pinpoint）。加之经过显示器的图像放大，术者在判断复杂病例的解剖结构和周围空间位置关系时，常会遇到困难。因此要求术者对于病变及周围的解剖要有整体想象力，也要具备扎实的脊柱局部解剖学知识帮助术中判断。

▶ 体表解剖标志

椎体的棘突因可触及，成为体表最明显的解剖标志。可以通过棘突定位椎体的具体节段。寰椎棘突在发际线皮下可触及，可作为颈椎节段的起始标记。另外，T3棘突对应两侧肩胛冈连线，T7棘突对应两侧肩胛下角连线，T12棘突对应第12肋。L4棘突对应两侧髂前上棘连线（Jacoby线）。

处理神经根型颈椎病——MED/PED颈椎后方入路手术相关解剖

先确认椎弓的下关节突起移行部，导入磨钻磨除骨质。暴露出上关节内侧部后，磨除其椎弓。上关节内侧部磨除后，神经根横行与术野中心被显露出来。操作过程中要注意椎体后方的静脉丛出血。

腰椎手术相关解剖

Kambin triangle（又称安全三角）是经椎间孔入路重要的解剖结构，也是该入路进入椎管的进入点。该三角由神经根背侧、上关节突外侧、横突下位椎体上缘构成（图8），随着镜头向下方移行，该三角范围也逐渐减小。

图8 脊髓内镜手术相关局部解剖

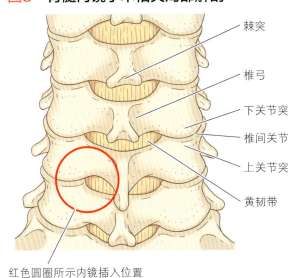

棘突
椎弓
下关节突
椎间关节
上关节突
黄韧带

红色圆圈所示内镜插入位置

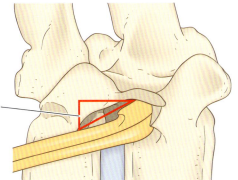

Kambin triangle（又称安全三角），
该三角由神经根背侧、上关节突外侧、
横突下位椎体上缘构成

MED手术（图9）

▶ 体位

取俯卧位，注意不要过分挤压腹部引起腹压升高。手术摆台可灵活，以便于术者操作及术中确认解剖位置为目的。

▶ C臂辅助手术定位

体表标记可用注射器针头，C臂覆盖范围要包括目标椎间盘的上下棘突、上位椎体下缘。确认穿刺针刺入位置和方向，要注意随着椎间盘的节段不同会产生相应的角度倾斜。

▶ 圆筒形牵开器的使用

皮切设计要满足圆筒形牵开器能和目标棘突的外侧缘紧密接触。通过手指触摸导航（finger navigation：手术经验积累而形成的手感），确认立体结构。椎间关节的局部凸起、上位椎弓下缘和棘突侧面都可以通过牵开器前端触及并感知，逐步使用从细到粗的扩张器撑开术野。在向椎弓间隙垂直用力时，要注意牵拉黄韧带过程中可能对硬脊膜和神经造成损伤，避免动作粗暴。

▶ 展开术野

逐步扩张通道，固定好牵开器后，用C臂确认椎体节段。剔除软组织后，使用椎板咬骨钳、磨钻扩大椎间孔，建立好内镜手术空间。要考虑好以下几个方面：①内镜在何处放置合理；②镜头进入多深；③牵开器倾斜多大角度适合；④wanding操作可行。

▶ 处理黄韧带后进入硬膜外间隙

将黄韧带切开，或者从附着点将黄韧带剥离，可以咬除部分椎弓扩大视野，最后安全到达硬膜外间隙。

▶ 确认疝出的椎间盘后进行摘除

确认好硬膜鞘和神经根后，牵拉深部神经根，暴露疝出的髓核椎间盘组织，进行分块切除。使用髓核钳时，要时刻保持钳子尖端在视野范围内，杜绝盲目冒进使钳子尖端离开视野。间断冲洗椎间盘腔内保持术野干净，止血确切后再次探查是否有疝出的椎间盘残留组织。

▶ 关皮

椎弓背侧放置引流管，关闭切口过程中也要时刻检查引流管是否通畅。

▶ MED并发症的处理

需要注意以下并发症。

图9　MED手术技巧

a：确认椎弓间解剖

b：切开黄韧带

c：切除黄韧带后，确认硬
　膜外脂肪

d：暴露硬膜

e：轻拉神经根

f：摘除疝出的椎间盘

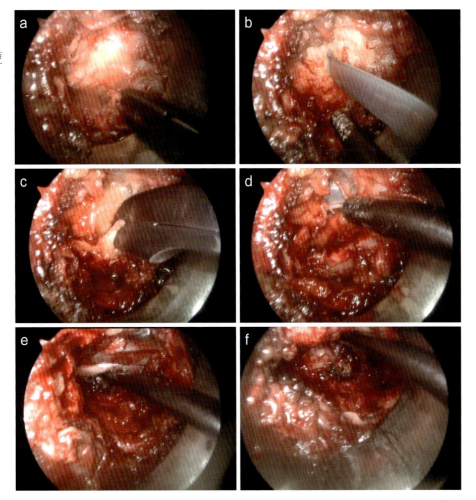

- 硬膜损伤：

避免盲目（blind）操作。

- 术后出血：

首先做到从切开到最后的关闭切口，每一步都应确切地止血。如果发生术后出血，要及时行急诊手术清除血肿。

- 椎间盘膨出复发，疝出组织残留：

建议使用角度镜（斜视镜），增加视野范围，并使用带角度的器械，减压效果更好。

PED手术（图10）

与以往的术式相比，PED（经皮内镜下腰椎间盘切除术）具有以下特点：手术器械细且长；25°的斜视镜视野更宽阔；摄像头安装在镜头的最前方，在持续冲洗水环境下也能得到清晰的抵近观察视野；整个工作鞘和摄像头都可自由调整位置，改变视野。PED手术入路有经椎间孔入路、后侧方入路、经椎弓间入路。下面以经椎间孔入路（transforaminal approach）为例介绍手术要点。

▶ 手术入路

通过安全三角（kambin triangle）到达椎间盘（图8）。

▶ 针头放置辅助定位

透视下使用18G针头向目标椎间盘穿刺，注意避开神经根（exting nerve root）（图10a）。病患椎间隙的下方和上关节突基底部呈弧线形，与下位椎体边缘线相交叉，通过此交叉点到达目标椎间盘。

▶ 工作鞘的导入

依次使用穿刺针、导丝、扩张器，最后导入内镜工作鞘（图10b、c）。

▶ 水环境下清晰视野的保持

持续灌流，保持术野清晰。术中如遇到出血，使用双极电凝确切止血（图10d）。

图10　PED手术技巧（经椎间孔入路）

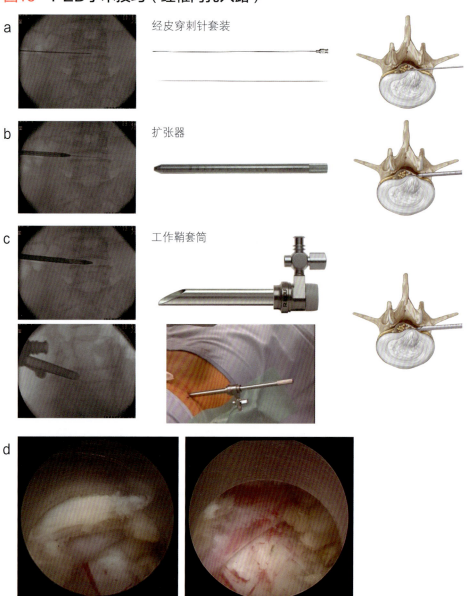

a　经皮穿刺针套装

b　扩张器

c　工作鞘套筒

◗ 从椎间盘间隙开始逐步扩大术野

使用inside-out法（首先进入椎间盘），将疝出的椎间盘髓核摘除，再将套筒缓缓后撤，观察硬膜外腔、后纵韧带及残余椎间盘，即所谓的half-and-half endoscopic view。除此之外还有out-side in方法。

◗ 椎间盘摘除

调整内镜工作鞘至合适位置，开始摘除疝出的椎间盘组织。多数情况下，在后纵韧带被切开后，脱出至韧带下疝出的椎间盘组织很容易显露出来。这时要调整镜头角度，使镜头平行于手术床面（hand-down technique）并抵近观察。确认神经根减压程度。

◗ 止血确切，关闭切口

留置引流管，关闭切口。

外视镜（exoscope）辅助手术

下面介绍脊柱前方入路外视镜手术。确认血管、神经、筋膜等结构，循筋膜间隙接近椎体是本手术入路要点。

◗ 脊柱前方入路（图11）

处理腰骶部的手术入路可分为后方入路和前方入路。前方入路又分为腹膜外入路和经腹入路。从术野深度及宽广度、膜结构的辨认等方面考虑，腹膜外入路（又称前侧方入路）更适合使用外视镜进行手术操作。

◗ 小切口前路腰椎间融合术（anterior lumbar interbody fusion，ALIF）（图12）

ALIF是廓清椎间盘，从前方对椎管进行直接或者间接减压，并对椎间盘间隙进行修复，减轻下关节突前移对椎管的影响，利用牢固的椎间固定来消除椎间关节的不稳定、不安全性。

◗ 体位

选择左侧入路时，患者取右侧卧位。当选择右侧入路时，要注意腔静脉（vena cava）容易对视野造成阻碍。相对于从下腔静脉侧进入，选择从腹主动脉侧进入，血管损伤风险相对小，因此临床多采用左侧入路（即腹主动脉侧）。

◗ 腹膜后术野的保持

沿着Langer皮切线切开皮肤。肉眼直视下或者外视镜下分开腹斜肌群、腹横肌、腹横肌筋膜（图12a）。如果破坏了腹横筋膜层，就会进入肾脂肪囊（flank pad）。顺着腹横肌筋膜到达腰方肌，进一步到达前方髂腰肌（图12b、c）。髂腰肌外侧有侧椎筋膜存在，从侧椎筋膜背侧向髂腰肌前方进入。此时可见筋膜间的神经纤维，避开神经暴露椎间。特别是L4/L5、L5/S1节段有分支动脉或者静脉存在时，需要在高倍视野下确认血管走行，有时需要对血管进行剥离、电凝。

▶ 椎间操作

　　将腰大肌向后方牵拉，显露椎间隙（图12d）。外视镜下确认筋膜结构后，在筋膜间剥离，此方法可避免出血及肌肉损伤、输尿管损伤。剥离过程中，可清晰看到腹主动脉搏动。椎间隙暴露出来后，使用金属标记物在C臂下确认高位和椎间隙前后位置。使用各种锐性刮匙刮除椎间盘组织，此时外视镜视野下可清晰地展现操作空间内各种解剖结构，术者操作更流畅。也可将内视镜镜头插入椎间隙，确认椎间盘切除是否彻底，有无残留。

▶ 椎间固定

　　将牵引器插入椎间隙，对移位的椎体进行复位，再安装腰椎固定器（cage）进行固定（图12e、f）。外视镜下观察，可确认椎体复位的情况，确认cage置入是否过深，是否容易导致塌陷，判断置入的cage与椎体骨皮质接触是否良好等。

图11　腹膜后间隙入路示意图

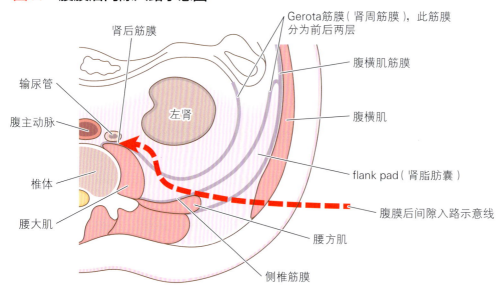

肾后筋膜

Gerota筋膜（肾周筋膜），此筋膜分为前后两层

腹横肌筋膜

输尿管

左肾

腹横肌

腹主动脉

flank pad（肾脂肪囊）

椎体

腰大肌

腹膜后间隙入路示意线

腰方肌

侧椎筋膜

图12　ALIF手术技术

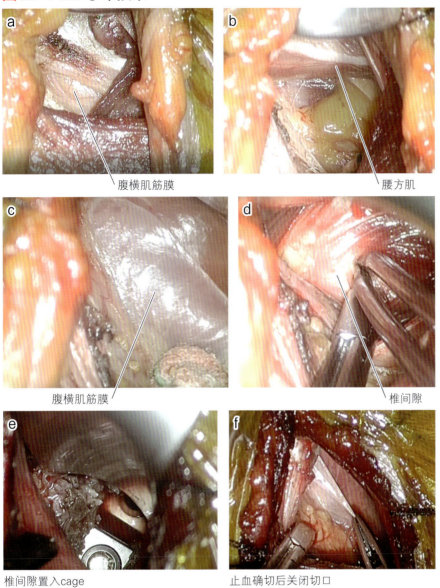

a　腹横肌筋膜

b　腰方肌

c　腹横肌筋膜

d　椎间隙

e　椎间隙置入cage

f　止血确切后关闭切口

◉ 章末总结

　　脊髓内镜的手术特点和标准手术技术已经介绍完毕。在今后的手术中可以结合术中导航进一步优化手术入路，扩展术野。术者应在充分了解内镜特点的基础上，确立手术技术。

神经内镜手术的风险控制

中岛伸幸 日本东京医科大学脑神经外科讲师 **三木 保** 日本东京医科大学医疗之质·安全管理学主任教授

⊙ 关于神经内镜手术的风险控制

因为内镜设备及宽屏显示器的引入，传统手术方式正逐步发生改变（paradigm change）。简单归纳为，从过分依赖个人手技逐渐过渡为团队分工协作占主导位置。因此，内镜手术的风险控制已进入必须彻底改变的时代。

为了将神经内镜手术更安全地推广于临床，本章围绕神经内镜手术的风险控制展开以下论述：内镜时代的手术风险控制；内镜时代的手术学习、手技养成制度，以日本为例分别介绍内镜专业从业资格考试制度及技能认证制度等；从术前到术后整个围手术期的风险控制，以笔者单位为例介绍内镜手术难度分级及相应病例讨论，并介绍笔者每日例行的手术指导实际。上述三部分内容时有重叠交叉，希望读者能从中获得所需经验，对以后工作有所参考。

⊙ 关于内镜时代的手术风险控制

以前的显微镜手术多体现术者本人的手技水平高低，新手需要不断的自学和跟随名师，接受高手指导才能逐渐提高手技。术者也是整个手术的全权责任者，因此第一术者即使不是高级别医师，通常也会倾向于尊重第一术者意图。显微镜手术过程多安静，助手跟随术者默默进行手术操作，周围观台人员很少主动现场提问。指导教师（手术第一术者）也会根据术中情况、助手或者同台研修医的实际操作能力（只要无损于患者利益），现场语言解说指导手术过程，甚至让助手及研修医亲自完成一部分操作。所以显微镜手术是通过转换术者/助手角色，来实现对手术风险的控制。而内镜手术一般有多个显示器，术者和助手可共享一个屏幕，也可各自独享不同屏幕。内镜下操作也需要助手配合术者共同完成，因此团队合作相比于显微镜手术更为重要。术者和助手时刻进行语言沟通，按部就班完成手术步骤，形成内镜手术特有的特点。因此在神经外科，也需要手术医生养成非操作技能（non-technical skills）：即掌握内镜手术相关风险控制来确保患者生命和手术安全。

◗ 关于非手术操作技能（non-technical skills for surgeons，NOTSS）

手技的养成靠专业知识的积累和手术数量的增加。而非手术操作技能（NOTSS）指的是手术团队管理、人员协调等综合能力。同一显示器下，多名术者如何形成团队配合，如何掌控手术风险，就是NOTSS的核心内容。保证手术的安全实施和患者的生命安全是重中之重，为了实现上述目的，术者不但要不断精进自己的手术技术，还要将手术室按内镜手术习惯合理配置，做好与护士及麻醉师之间的交流，这都是除了手术技术之外的辅助技能[1,2]。

外科医生应掌握的非手术操作技能（non-technical skills for surgeons，NOTSS）这个概念，是由Yule等在2006年提出的。共分为4个范畴：形势分析（situation awareness）、决策制定（decision-making）、团队协作与相互交流（communication and teamwork）、领导角色（leadership）（表1）[2]。在此基础上Yule等在2018年提出了从患者视角出发的患者评估非操作技能（patients' evaluation of non-technical skills，PENTS）概念[2]，也包含4个范畴，详见表2[3]。此部分内容也见于2012年版大阪大学医学部附属医院中央质控部编撰的关于医疗相关非手术操作技能的实践与培训报告书[4]。

表1　NOTSS（non-technical sklls for surgeons）分类版本1.2

范畴	要素
形势分析	收集信息
	解读信息
	对将来的预见和预案准备
决策制定	探讨各种可能性
	选择和传达决定意见
	完成决定和重新审视
团队协作与相互交流	交换信息
	建立相互理解关系
	团队协作
领导角色	设定标准和维持标准
	相互支持
	抵抗压力

笔者所在单位年手术总量为9000例，其中1500例以上为内镜相关手术。手术室配备有5台内镜系统可供自由使用，因此做好内镜手术风险控制工作至关重要。同其他以内镜手术为主的科室相比，神经外科的内镜手术尚处于发展期。因此我们更应该向其他兄弟科室虚心请教，学习内镜系统及周边配套设备的硬件知识，了解内镜手术的发展历史及文化等。

　　笔者第一次听说非操作技能（non-technical sklls，NOTS）这个概念是在第21届日本神经内镜学会（2014年，三木保会长，东京医科大学医疗质控安全管理学）上。当时北里大学泌尿外科主任岩村正嗣教授做过一次题目为《泌尿外科腹腔镜手术风险规避：论非手术操作技能的重要性》的专题演讲，该演讲内容就借鉴了《特别企画·神经内镜手术意外报告书》的诸多启示。当时笔者完成的内镜手术刚达到500例，已经深刻体会到内镜手术与显微镜手术的不同。通过聆听上述讲座，首次形成NOTS的概念。岩村教授关于腹腔镜的NOTS主要分为以下6点内容：

（1）不记得了。

（2）了解团队成员的能力。

（3）让每个成员都能及时发声。

（4）要中场休息。

（5）不要呵斥怒骂。

（6）要懂得及时停止。

表2　患者评估非操作技能（patients'evaluation of non-technical skills，PENTS）标准版本1.0

范畴	要素
团队协作与相互交流	Q1 我的主管医生是否能协调指挥团队进行工作
	Q2 我的主管医生是否确认整个团队对工作方向达成一致共识
	Q3 我的主管医生确保全体成员对于前进方向达成一致
领导角色	Q4 我的主管医生可以很好地处理压力
	Q5 我的主管医生对于工作质量高标准要求
	Q6 在充满压力的环境下我的主管医生也能应对自如
	Q7 关于工作，我的主管医生制定了严格规范
决策制定	Q8 在做出最终决策前，我的主管医生会考虑诸多选择可能
	Q9 我的主管医生思维开放，可接纳多种选择意见

除了上述6点外，岩村教授还列举了其他通过实践获得的经验，建议同仁后辈将非手术操作技能与手术技巧有机结合，平衡权重，做好自我临床手术能力培养[5]。

▶ 团队协作（team work）和团队建设（team building）

显微镜手术多展示术者的手术技术高低，而内镜手术更体现团队协作的熟练程度。已知公司进行团队建设可明显提升公司职员劳动积极性，提高顾客和从业者双方的满意度，改善团队成员的解决问题能力。因此，神经内镜手术的风险控制中可不断优化团队功能，神经外科领域中优秀的治疗手术团队都有以下几个特点[6]：

（1）组织分工明确，目标明确。

（2）成员之间沟通无障碍。

（3）完全的相互信任。

（4）团队间协调一致。

（5）追求卓越，不断进取。

在前述的2012年版大阪大学医学部附属医院中央质控部编撰的关于医疗相关非手术操作技能的实践与培训报告书中，作者引用了心理学专著《人为误差》中有名的James Reason 概念（又名"瑞士奶酪模型"，该模型认为，组织活动中发生的事故与环境影响、不安全的监督、不安全行为的前兆、不安全的操作行为4个层面的因素有关。每个层面代表一重防御体系，层面上所存在的空洞代表防御体系中存在的漏洞，这些空洞的位置、大小不是固定不变的，不安全因素就像一个不间断的光源，每个层面上的空洞同时处于一条直线上时，危险就会像光源一样瞬间穿过所有漏洞，导致事故发生）。关于团队（team）和团体（group）的区别，名古屋大学病态外科学教研室心脏外科学上田裕一教授做了如下解释：

团体（group）的行动目的不确定，在未达成统一意见的情况下，成员个人感情被隐藏，也不探讨如何使行动更合理、更有效率，每个人都固守各自角色扮演，领导者也永远不变。而团队（team）的行动目的是明确的，如果有意见分歧，一定会通过分析讨论解决，团队成员都充分理解并接受讨论意见。每个成员都有发言权，都可提出各种建议或意见，对于如何提高团队工作效率，团队可以进行多次探讨。组织纪律及行动规范也是全体共同制定的，可根据实际情况，随机应变临时改换领导者[7]。要使工作效率最优化，最合理规避风险，需要团队全体成员共同努力，同样道理也适用于神经内镜手术的风险控制。

从NOTSS和团队建设角度考虑，如果团队领导者不主动听取建议，也不接受团队成员提出的意见，一味崇尚个人英雄主义，轻视团队作用，无论术者手术技术多么出色，对于手术风险控制、患者安全都是令人担忧的，发生重大人为误差的可能性很高。也可以说，这样的团队不适合进行神经内镜手术。

神经内镜时代的手术学教育

关于新手的外科手术教育目前尚未形成教学体系，因此对于各个医疗教育机构和指导教师来说，如何对新手进行手术学教育的确是一个难题。目前手术教学还是秉承以往的师傅带徒弟模式，师门之间传承技术，也允许参观手术偷师学艺。指导医生先演示手术操作，新手用心模仿，通过日积月累的模仿练习使手术技术得到提高。通过这种积累，手术技巧得到传承。这种教学模式下，只有学员自身努力才能有好的效果，并未形成系统化教学。目前逐渐普及的系统化教学指的是将手术操作进行阶段化拆分，根据学员的接受能力制订个体化教学目标，根据实际进程随时修正调整教学内容，切实地进行岗位培训、在职培训。传统的师傅带徒弟模式好，还是日趋流行的系统化教学模式好，很难做取舍。但笔者认为关于团队医疗、多术者参与的神经内镜手术风险控制来说，传统的师傅带徒弟教学模式存在诸多不足。

神经内镜手术专业医师认证制度

各医疗单位都是根据各自硬件条件，医生通过主动学习来掌握显微外科手术技术，虽然日本国内没有显微镜手术专业医师认证制度，但神经外科专业医师资格的取得就说明其已经具备相应的显微手术能力。但是对于神经内镜手术这个新生事物，在2016年日本神经内镜学会制定了神经内镜专业医师认证制度。该制度的设立对于保证患者生命安全及内镜手术技术的安全普及都意义重大，同样也体现出内镜手术的特殊性。该制度也是日本国内神经内镜手术前行者们的集体经验结晶。

一般法人日本神经内镜学会技术认定制度规则第1章第2条中记载，"神经内镜手术是术者通过观察显示器的二维图像进行手术操作，缺乏视觉景深，同时观察图像为实际尺寸的扩大图像，手眼协调能力比以往的显微镜手术操作稍逊，需要一定的学习曲线才能达到操作熟练"。另外，关于达到技术认定专业医师标准的内容部分也明确记载，"要了解并熟悉神经内镜系统硬件构成，要掌握其正确使用方法，要掌握神经内镜手术共同的基本手术操作，要掌握内镜手术并发症的处理策略"[8]。第24届日本神经内镜学会（2017年，埼玉县石心病院脑神经外科　石原正一郎会长）举办的神经内镜手术培训专题座谈会上，时任内镜技术认定制度委员会会长的田原重志先生（日本医科大学脑神经外科）做了特邀专题讲座，我们节选其中一段：

"其他诊疗科室（消化外科为例）的内镜外科手术技能认定制度，要求至少完成手术50~100例，向验证委员会提交未剪辑手术视频，总体通过率仅为30%~40%，达标门槛非常高。相比之下神经内镜手术专门医师认证只需要完成手术20例以上（需要提供手术患者列表，不需要提供原始手术视频），通过率达90%。这并不说明神经内镜手术专业认证医师是专家级别的，而是说明取得神经内镜手术专业资格那一刻，才是内镜手术经验不断积累的开始。"

要彻底了解神经内镜手术的风险控制，我们需要充分理解神经内镜手术专业资格取得的意义，了解内镜手术的工作模式是通用一个显示器，多术者参与的团队合作，还要了解NOTSS（非手术操作技能）的重要性，当然主动完成手术技术的继续教育学习也是手术安全的根本保障。

▶ 神经内镜手术训练

神经内镜手术训练主要通过在手术实战中，上级医生的现场教学指导。病例数足够多的前提下，可以将手术过程进行拆分，让学员通过现场操作培训（on the job training），逐步掌握手术技巧。但是目前现状是，各单位手术例数多少不一，并不平均。因此想要在有限的手术例数前提下提高手术技能，手术之外的自主练习（off the job training）更为重要。日本神经内镜学会通过定期举办学习班，对专业医生进行内镜手术基本操作的普及教育，对通过技能考核者授予神经内镜技术认定专业医师资格。根据学员学习要求，时常临时增办学习班。为了确保学习班的教学质量，以往举办的50次学习班均由取得日本神经内镜学会认定资质的医疗单位承办。教学内容既有重复也有更新，不但囊括内镜基本操作、手术技巧等，还包括NOTSS的讲解，让学员了解并掌握神经内镜手术的风险控制策略。

日本国内的神经内镜手术技能认证制度（即神经内镜手术资格取得制度）建立于2006年，当时医疗保险收录的手术方式只有脑积水手术、内镜引导下脑室穿刺术两种，需要作为第一术者完成以上两种手术至少20例。如果已完成内镜下动脉瘤夹闭术20例，或者内镜下经鼻肿瘤切除20例也符合技能认证标准。随着内镜手术的逐渐普及，社会对微创医疗的需求增长，医疗保险收录的内镜手术内容也在不断扩增（表3）。一般社团法人日本神经内镜学会技术认定制度规则第1章第2条记载[8]，"以提高国民福利为目的，从神经内镜手术风险控制视角出发，纳入医保目录的内

表3　医保收录的神经内镜手术种类

包含内镜字样的手术方式		2018年手术例数统计
K1741	脑积水手术、内镜下脑室穿刺术	38,840
K164-5	内镜下血肿清除术	47,020
K171-2，1	内镜下经鼻垂体瘤切除术	108,470
K171-2，2	内镜下经鼻颅底肿瘤切除术（除外垂体瘤）	123,620
K131-2	内镜下椎弓切除术	17,300
K131-2，1	内镜下椎间盘切除术（前方入路）	75,600
K131-2，2	内镜下椎间盘切除术（后方入路）	30,390
K142-3	内镜下脊椎固定术（胸椎、腰椎前方固定）	101,910
保险收录在内的名称里不包含内镜字样的内镜手术		
K167	颅内肿瘤切除术	61,720
K1691	颅内肿瘤切除术（松果体区肿瘤）	158,100
K1692	颅内肿瘤切除术（松果体区肿瘤之外的）	132,130
K154-3	立体定向肿瘤活检	20,040
K179	脑脊液漏修补	39,380

镜手术技术必须在安全上确保百分百安全可靠"。因此2018年起，认证制度将手术方式分为脑室内手术、脑出血、鞍区垂体肿瘤、脊髓手术四部分，认证标准调整为必须满足能掌握两部分以上手术技术，合计手术例数10例以上才可通过认证。2018—2019年为试行阶段[9]。

神经内镜手术风险控制及手术技术发展

正如在一般社团法人日本神经内镜学会技术认定制度规则第1章第2条中的记载："以发展的眼光来看，作为新治疗手段之一的神经内镜技术的应用前景会越来越宽广。对神经内镜技术不认可，态度上持有否定的医生应及时转变固有思维，接受神经内镜在越来越多的神经外科领域会被应用的事实。"随着光学成像系统性能的进步，内镜手术配套设备的不断完善，加上术者手术技术的不断提高，神经内镜手术的应用前景十分广阔。特别是颅底手术、肿瘤活检切除方面，内镜手术发展更是势头迅猛。即使是显微镜手术处理已经非常成熟的诸多病种，是否可以使用神经内镜技术来重新处理，围绕此论点的讨论也越来越多。神经内镜手术治疗效果比以往显微镜治疗是否更好，并发症是否更少，内镜技术的掌握是否超出原术者的能力等论题，都值得临床深入探讨，只有随访大数据结果公布才可能得出客观结论。

随着内镜手术的普及，显微镜手术有日渐减少的趋势，代表例为内镜下颅内血肿清除术。2014年日本医疗保险记录表明，内镜脑出血手术因其微侵袭性，术后效果和开颅手术等同，在各级医院被广泛采用。对于从未体验过显微镜下血肿清除的新手医生来说，极有可能跨越显微镜血肿清除手术而直接接受内镜血肿清除手术的教育。但对于具有CTA点征（spot sign，提示有血肿扩大可能）、可能合并微小动脉瘤，或者可能伴有血管畸形的这类术中可能遭遇止血困难的病例，是否做好内镜下止血预案，必要时是否转为开颅手术，这些问题都需考虑周全。跨越显微镜血肿手术训练，直接接受内镜下血肿清除手术训练是否合理，还是先具有经典显微镜血肿清除手术基础后，再开始学习内镜下血肿手术？关于上述问题都需要得到解答。

笔者所在单位的做法是，首先根据病情的实际情况，在术者没有取得神经内镜专业技术认定资格之前，显微镜血肿清除为首选，如果术者已经取得神经内镜专业技术认定资格，再遵循患者利益至上的原则，合理选择内镜下还是显微镜下血肿清除，一切选择以患者安全为第一考虑。

● 从术前到术后整个围手术期的风险控制

笔者所在单位将神经内镜手术按难易度进行分级，对特殊病例进行术前和术后讨论，手术现场对新手医生进行指导培训。本单位内，作为上级指导教师，我们总结出10条心得以资读者分享（表4）[10]。多年来，笔者参加过很多学会举办的学习班、研讨会，其中有如下几句话给笔者留下了深刻印象：

"还有二次手术的机会是内镜手术的一个优点。"（语出上川秀士先生，上川诊所）

"内镜手术时间应该控制在一盘录像带（VHS格式，120min）的录制时间内。"（语出石原正一郎先生，埼玉县石心会病院）

"内镜手术需要培养手术助手，不要成为自以为是自命不凡的清高者。"（语出村井尚之先生，济生会习志野病院）

这几句话连同我们总结的10条心得可以作为神经内镜手术风险控制的基本方针。

表4 神经内镜手术10条心得

1	在未熟练内镜操作之前，一定要有经验丰富的上级医生进行指导
2	准确的脑室穿刺是手术成功的第一步
3	遇到术中出血，不要惊慌，持续冲洗术区，保持视野清晰
4	术野模糊时，不要贸然随便移动镜头，改变视野
5	镜头的前后移动都要以术野中心为标的
6	电子软镜镜头弯曲的状态下不要回撤
7	肿瘤活检时，病理钳不要有拖拽动作，要用旋转切除动作
8	ETV应在肿瘤活检之后进行
9	通过造瘘口看到桥前池结构，并能看到造瘘口的脑脊液往返流动，这表明ETV成功
10	手术不要勉强为之，有时候及时的中止操作，也是明智选择

（ETV：第三脑室底造瘘术）

▶ 根据手术难度进行阶段化划分（笔者所在单位经验分享）

手术风险控制的首要目的就是规避手术风险。不要无知妄为，要充分了解手术难易度，不同手术难度对应不同的人力资源配给。在笔者所在单位参考Kassam先生提出的经鼻手术难度分级标准[11]，设计了本单位的神经内镜手术难易度划分标准，手术难易度不同对应不同的人员配备，细分出软式内镜手术和经鼻手术以外的神经内镜手术（表5）。表中列举的人员配置都是平诊择期手术标准的配置，遇到急诊手术应以患者第一时间得到及时救治为出发点灵活调整。

▶ 术前、术中、术后风险控制

围绕脑室内肿物、血肿、鞍区病变，笔者所在单位制定了神经内镜手术围手术期并发症列表（表6）。广大读者可根据本单位实际情况，对此表进行相应修改调整。另外日本神经内镜学会主办的历届内镜技术认定讲习班中，也实时更新各个内镜亚专业的风险控制核对表。我们希望上述核对表中提及的各种注意事项，能引起内镜手术起步的同行的足够重视，在刚开始开展内镜手术阶段活学活用，把握好风险控制。

做好神经内镜手术的风险控制，提高医生群体非手术操作相关技能（NOTSS），就必须重视围绕整个手术过程的简要说明（briefing）、手术难度（hurdle）及术后总结（debriefing）。以前多是通过术前和术后病例讨论，或者类似M&M形式的主管医生之间自由讨论等方式来实现手术风险控制的。现在更提倡术前、术中、术后，治疗团队成员之间高效率的责任划分，协作讨论并解决实际工作中发现的问题，这些在更强调团队协作的内镜手术风险控制中显得尤为重要。

表6列举的术前核对事项，是为了减少并发症而提出的。关于术中、术后的并发症，本书在各个章节的开始篇及标准操作篇中都有分别陈述，在此不再赘述。本章节仅以表5、表6为代表，做以介绍。核心内容多为历届技术认定讲习会中反复强调的内容，更精选了诸多讲者分享的围手术期遇到的各种"陷阱"，以供读者借鉴。

表5　风险控制评估神经内镜手术难易度分级（东京医大神经内镜手术难易度分级）

	级别	软式内镜手术	硬式内镜手术	经鼻颅底手术（Kassam，2009）		必要的人员配置
入门阶段	I	需掌握神经内镜手术相关解剖		掌握初级涉及海绵窦手术（Sinus surgery）	I	取得内镜专业医师资格（内镜技术认定资格）
		了解内镜系统硬件知识，熟悉组装及简单调试				
		会使用内镜进行观察				
		掌握内镜基本操作（钳子使用、止血、电切）				
		理解技术认定制度核对表的意义				
中级阶段	II	第三脑室底开窗术（灰白隆起区域柔软，便于造瘘）	血肿清除术（基底节、皮层下、小脑）（不包括凝血功能异常、CTA点征病例）	掌握高级涉及海绵窦手术（Sinus surgery）	II	内镜专业医师1人＋研修医
		脑室内肿瘤活检（恶性淋巴瘤、生殖细胞瘤）	第三脑室底开窗术	脑脊液鼻漏修补		
		囊肿开窗术	脑实质内肿瘤活检	鞍内、非侵袭性垂体瘤		
		Monro孔成形术	显微镜手术支援（动脉瘤夹闭、确认内耳道–颅底肿瘤是否残留）			
		透明隔开窗术				
	III	第三脑室底开窗术困难病例（灰白隆起区域坚韧、MMC、引流管脱落）	侧裂蛛网膜囊肿开窗	鞍旁–鞍内侵袭性垂体瘤	III	有经验的内镜专业医师1人＋研修医
		脑室内肿瘤活检（低级别胶质瘤、转移癌）	丘脑出血破入脑室	视神经管减压术		
		脑室内血肿清除	脉络丛电灼术	眶内肿瘤		
		脑室灌洗		硬膜外颅底手术		
		脉络丛电灼				
高级阶段	IV A	第三脑室底开窗术困难病例（颅后窝病变、急性颅高压）	血肿清除术（基底节、皮层下、小脑）（包括凝血功能异常、CTA点征病例）	硬膜下颅底手术	IV A	有经验的内镜专业医师1人＋取得内镜专业医师资格（内镜技术认定资格）
		第四脑室探查	皮层内肿瘤切除（<3cm）	经蝶骨平台入路		
		多囊泡脑积水（脑室内出血后、炎症后）	侧脑室内肿瘤切除术	经筛入路		
		中脑导水管成形术		I型颅咽管瘤		
	IV B	脑室内肿瘤活检（GBM）	眶上入路	硬膜下颅底手术	IV B	有经验的内镜专业医师2人
		第四脑室内活检、开窗	皮层内肿瘤切除（>3cm）	II/III型颅咽管瘤		
		中脑导水管支架	第三脑室内肿瘤切除术	经斜坡入路硬膜下肿瘤切除		
	V	桥前池病变开窗术、活检	脑干肿瘤、海绵状血管瘤	冠位颈动脉夹层	V	有经验的内镜专业医师2人
		MVD手术	血管手术			
			经鼻以外的颅底肿瘤（桥小脑角肿瘤）			

表6　神经内镜手术围手术期并发症列表

分类		为减少并发症的制定的术前核对表	术中核对表	术后核对表
共同注意事项		判断手术适应证、知情同意、内镜系统配置、内镜手术基本操作、手术器械的使用、神经导航准备、手术预后和（手术目的、方法、分工、可能遇到的并发症对策）、合理的体位等	术中可能出现的变故（手术过程中再次确认问题是否发生、解决的方法、术中手术方针变更）、内镜硬件故障等	术后总结（手术效果及今后改善措施，上述结果需要团队集体评价），预想的并发症是否发生及应对是否得当等
脑室内	脑积水	灌洗液（人工脑脊液的准备）；模拟脑室穿刺；T2薄层矢状位确认桥前池、基底动脉位置；对于术前高颅压的病例麻醉药物的选择；透明隔穿刺病例需要侧方穿刺定位；ETV scucess score评分	注意勿损伤基底动脉；术中避免迷路而失去方向感；注意不要损伤周围脑组织（皮层挫伤、静脉损伤等）；注意脑压控制；注意灌洗液的持续不间断	ETV造瘘口愈合（术后T2薄层矢状位或者cine PC像确认瘘口通畅）；发热（不同于感染法，人工脑脊液灌洗液引起的发热是一过性切短暂的）；脑积水的复发；颅神经麻痹（动眼神经、滑车神经）；意识障碍；记忆力障碍；痉挛（间脑发作的肌张力升高或者癫痫发作）；尿崩；低钠血症；脑脊液漏；硬膜下积液；慢性硬膜下血肿
	肿瘤	根据肿瘤位置决定脑室穿刺路径来完成ETV；透明隔造瘘前也要设计好穿刺路径；注意肿瘤成分的非均一性；考虑到肿瘤的血供丰富可能引起出血，做好止血器械的准备；提前联系好术中冰冻，能快速做出病理诊断	术中出血的控制；注意采集标本量要满足病理检测	术后肿瘤出血或者远隔部位出血；肿瘤的脑脊液播散；脑室内出血
血肿		注意是否有CTA点征；警惕AVM；内镜手术可能转为开颅手术的准备工作（包括护士及麻醉）；选好穿刺路径；止血器械及药物的准备；全身其他合并症有无（肝肾功能不全、抗血小板药物服用史）；抗凝药物服用史；抗凝血药物拮抗剂的准备（凝血酶原复合物、DOAC直接口服抗凝药物的中和药物）；特殊病例的输血准备；让助手熟悉穿刺鞘的使用	准确到达血肿腔；机化质硬韧的血肿；考虑到止血困难病例可能转为开颅手术；避免深部脑组织损伤（脑干等）；术中超声辅助	术后二次出血；脑脓肿、脑室感染；继发脑积水；脑积水复发；超预期量的血肿残留
垂体		手术室摆台确认（显示器、内镜主机、支持臂、助手占位、器械护士占位）；通过鼻咽3D-CT确认鼻腔条件（鼻中隔偏曲程度、蝶窦气化、蝶窦分隔、Onodi气房、视神经管、鼻甲气化程度等）；通过MRI了解（颈内动脉位置、kisssing ICA有无、肿瘤是否有束腰征、肿瘤是否侵袭海绵窦、正常垂体的位置）；VEP结果；眼球运动情况；术中动眼神经、外展滑车神经监测准备；注意不要在光源点亮状态下镜头直接接触无菌布（有高温起火风险）	注意磨钻头勿损伤镜头；静脉性出血（海绵窦、海绵间窦）的处理；注意颈内动脉损伤；注意内镜固定要确实（特别是电生理监测、肌松药未起效时，内镜固定有微小移动发生可能）	脑脊液鼻漏；颅内积气；室管膜炎；残留肿瘤出血；夹层动脉瘤（颈动脉损伤导致）；嗅觉障碍；迟发性鼻出血；鼻塞；通气障碍；低钠血症；垂体前叶激素分泌功能低下和激素补充疗法；Sick Day Rules解释说明；尿崩；鼻孔狭窄（鼻孔的过度扩张）；视力下降；眼球运动障碍

▶ 知情同意（informed consent）的重要性

神经内镜手术明确属于微创手术。综合分析日本国内的30起神经外科领域医疗纠纷，争议点主要集中于手术适应证是否合理，关于病情及治疗的解释说明是否到位，是否存在手术操作失误，术后管理是否完善这几个方面。特别强调，如果没有做到合规的知情同意，医疗判定很容易被认定为医疗过失。审视1970—2005年的判决结果，纠纷大多围绕血管介入治疗这类微创手术。对于微创手术，不要过分强调甚至夸大其优点，这是对所有微创手术术者的忠告[12]。

▶ 神经内镜的硬件故障

石原先生总结了神经内镜常见的硬件故障[13]。特别提醒，笔者习惯在手术开始前确认好内镜设备是否功能正常，这也是术前核对（time out）的一项内容。如果手术室内配有两台以上内镜可不必过度担心，但当只有一台内镜设备没有其他备品时，要提前检查仅有的内镜设备是否能正常使用。如在灭菌时忘记关闭气压平衡阀门，就可能因为软式内镜内部与外部气压产生压力差，导致可弯曲部位橡胶外皮破裂。笔者所在单位在最近2~3年内也发生过一次上述事件。在10年前纤维光学软镜流行的年代，可以用透明胶带重新缠绕加固破损部位，勉强坚持手术。还曾有过一次惨痛经历，术中电子镜工作异常，所幸当时有硬式脑室镜备用，手术才得以幸运完成。手术结束时发现电子镜出现如图1所示模糊不清的图像，这提示最前端的摄像头进水，由此支付了高额修理费用。

图1　神经内镜硬件故障

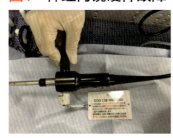 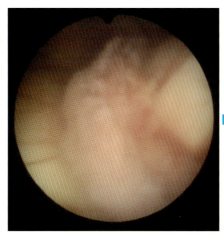 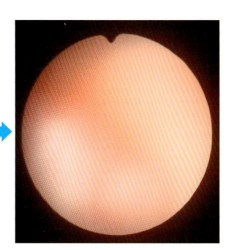

▶ 软式内镜镜头方向的合理描述（钟表指针定位法）

　　相对于硬式内镜，软式内镜在脑室内容易迷失方向，丢失方位感。在侧脑室和第三脑室内操作时，习惯做法是将脑室的长轴看作钟表的12点~6点垂直线（图2）。软镜前端可弯曲部位只在此垂直线上上下弯曲，如此不容易迷失方位。在脑室相对宽敞空间内，如此操作不容易损伤周围正常组织。另外，内镜手术为2名（或2名以上）术者共同观看同一荧屏，协同操作，如此描述"镜头向几点进入""在几点方向取活检等"更便于术者间沟通理解，比"往这去，往那去"的交流要有效且安全得多。

图2　钟表指针定位法

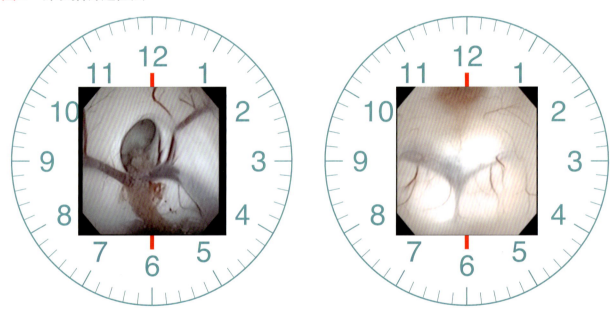

▶ 注意内镜器械从工作通道内突然探出

软式内镜工作时，器械自工作通道内突然探出可能造成严重事故，因此要杜绝此现象发生。在体外测试可以明白，内镜器械的任何一个细微动作在内镜荧屏上都反映为一个大动作。为了提高安全性，已经在（某些器械比如造瘘专用扩张球囊）相应位置上做了标记，来提醒术者操作注意深浅，但也有一些器械没有标记比如病理钳等。术者应清楚工作通道口距离内镜前端的长度，也要清楚常用器械从通道口进入内镜前端探出的准确距离。笔者推荐，平时术者及助手要在台下经常演练脑室穿刺、内镜导入的模拟操作，还要在常用器械上的安全距离部位做好标记（用缝线打结、用骨蜡粘贴），这样在实际操作中就能大大降低器械突然探出造成的事故（图3）。

图3　器械从内镜前端突然探出

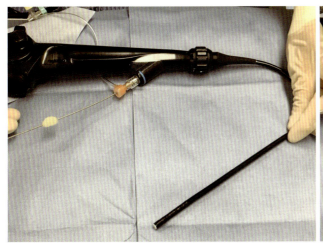 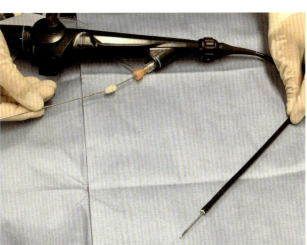

▶ 出血的处理

不局限于神经内镜手术，止血是所有内镜手术最关键的技术之一，因此掌握肿瘤活检的止血操作是非常重要的。一方面跟随上级医生学习磨炼止血技术，另一方面笔者将自己的经验与读者分享。

（1）止血的第一步是清晰地看到出血来源。

（2）术野保持干净是顺利止血的基础，通过调整冲水力度和角度协助止血。

（3）处理第三脑室侧壁病变，建议从对侧脑室入路。

（4）预估病变为胶质瘤性质时，处理肿瘤出血需要提前备好止血器械，还需具有内镜专业技能认定资格的2名医生配合。

（5）遇到出血不要惊慌，调整镜头方向和角度，将脑室壁和脉络丛这些结构置于视野角落。

（6）为了能采集到合格的病理标本，可将肿瘤表面室管膜层打开，在其下方采集标本。

（7）使用止血器械在肿瘤或者脑组织表面进行电凝止血。

（8）应先完成肿瘤活检取样，然后进行ETV。行ETV前，先应确切止血并充分冲洗脑室，将组织碎屑冲干净。

（9）出血风险从高到低排序：恶性胶质瘤＞转移癌＞恶性淋巴瘤＞低分化胶质瘤＞生殖细胞瘤。

（10）脑室镜止血困难时，应及时转为穿刺鞘（cylinder）辅助内镜手术，使用双极电凝止血。

▶ 吸入麻醉可能增加脑血流

浓度依赖型的吸入麻醉剂有扩张脑血管增加脑血流的作用。地氟醚因为麻醉清醒速度快，最近被临床广为应用，但该药的一个副作用就是增加脑血流明显。一般说来，吸入麻醉剂对脑代谢是以抑制作用为主，多能减低脑血流，目前临床常用的吸入浓度下，颅内压基本保持不变或者只有轻度升高。这意味着正常的脑血流调节机制工作正常，脑血管对于二氧化碳分压变化反应正常。地氟醚的说明书里明确记载，对于有脑实质性损伤的患者实施手术麻醉时，随着使用浓度增加地氟醚有升高颅内压的风险，因此在神经外科手术麻醉中，地氟醚使用应慎重。在处理急性脑积水这类颅内压亢进病例时，钻颅后导入脑室镜进行手术操作，因为吸入麻醉剂地氟醚有增加脑血流作用，应慎重选择使用。与麻药性麻醉剂联合使用时，注意控制药物吸入浓度不要过高，适当时候切换为静脉麻醉，可使用降颅内压药物来稳定颅内压，需要对动脉二氧化碳分压进行实时监测，诸多的术中麻醉管理细节需要兼顾[14]。

● 章末结语

　　神经内镜手术属于微创手术，保证患者安全是最终的治疗目的，为此手术风险控制管理至关重要，其内容涉及手术团队手术技术及对于新技术的掌握运用能力等。在掌握手术操作技能（technical skills）的基础上，多术者协作、习惯抬头观看显示器进行手术的操作习惯，及其诸多非手术操作技能，这些都要比经典显微镜手术更需要被术者掌握。内镜手术绝不是以往的术者个人能力展示，团队协作（teambuilding）意识才是成功之道，才可能得到患者及术者双方满意的手术效果。

参考文献

［1］Gawande AA, Zinner MJ, Studdert DM, et al. Analysis of errors reported by surgeons at three teaching hospitals. Surgery 2003;133(6): 614-621.

［2］Yule S, Flin R, Paterson-Brown S, et al. Development of a rating system for surgeons' non-technical skills. Med Educ 2006; 40(11): 1098-1104.

［3］Yule J, Hill K, Yule S. Development and evaluation of a patient-centred measurement tool for surgeons' non-technical skills. Br J Surg 2018; 105(7): 876-884.

［4］大阪大学医学部附属病院中央クオリティマネジメント部. 医療におけるノンテクニカルスキルの実践とトレーニング. 平成23年度文部科学省特別経費　医療安全能力向上のための効果的教育・トレーニングプログラムの開発―医療安全学の構築と人材育成―2012.

［5］岩村正嗣. 泌尿器腹腔鏡手術におけるリスク回避について：ノンテクニカルスキルの重要性 2014; 第21回日本神経内視鏡学会.

［6］Sekhar LN, Mantovani A. Teamwork mentality in neurosurgical teams to improve patient safety. World Neurosurg 2015; 83(1): 41-43.

［7］上田裕一. 大学病院における手術安全への外科医の取り組み―「伝承」からのパラダイムシフト. 医療におけるノンテクニカルスキルの実践とトレーニング：大阪大学医学部附属病院中央クオリティマネジメント部; 2012: 23.

［8］一般社団法人日本神経内視鏡学会. 技術認定制度規則. 2017. Accessed http://square.umin.ac.jp/jsne/document/nintei-kisoku201710.pdf.

［9］一般社団法人日本神経内視鏡学会. 技術認定制度施行細則. 2017. Accessed http://square.umin.ac.jp/jsne/document/nintei-saisoku201710.pdf.

［10］石原正一郎，上川秀士，三木　保. 神経内視鏡手術心得10ヵ条. 石原正一郎，上川秀士，三木保編. 神経内視鏡手術アトラス. 医学書院; 2006: 44.

［11］Snyderman CH, Pant H, Carrau RL, Prevedello D, Gardner P, Kassam AB. What are the limits of endoscopic sinus surgery?: the expanded endonasal approach to the skull base. Keio J Med 2009; 58(3): 152-160.

［12］桑原博道，墨岡　亮，新井　一，ほか. 脳神経外科領域における医療裁判の解析. 脳外誌. 2011; 20: 278-288.

［13］石原正一郎. 内視鏡の操作法と使用器具の取り扱い. In: 明 寺, ed. NS NOW2 神経内視鏡手術技術認定から応用まで. メジカルビュー社; 2008: 2-18.

［14］平田直之. デスフルランの薬理学 (2) 薬理作用：循環・呼吸，中枢神経系，内分泌・代謝，骨格筋. 日臨麻会誌. 2016; 36(3): 352-358.

从内镜到外视镜，进一步向3D抬头手术发展

伊達　勲　日本冈山大学大学院医齿药综合研究科脑神经外科学教授

本章内容主要是关于最近的热门话题——外视镜手术，特别是3D抬头手术（heads-up surgery）的相关内容。术者及助手都佩戴3D眼镜，抬头看着显示器，同时进行手术操作，这就是3D抬头手术情形描述。我们从3D抬头手术的现状谈起，再对其将来发展趋势进行展望。表1介绍了外视镜、内镜、显微镜的各自特点，我们从三者的关联开始，进行讨论。

显微镜（Microscope）

进行神经外科手术操作时，常需要将术野放大观察。需要什么样的照明亮度及放大倍率来得到多大程度的放大视野，人体工程学上术者是否感到视觉舒适，手术器械的活动空间是否宽裕，这些疑问都需要经过认真研讨来解答，才可保证手术的安全进行。20世纪60年代，手术显微镜的问世成功地回答了上述疑问，在此基础上其性能也在不断改进并提高。显微镜的最大优势是给术者提供了立体视觉，倍率放大后在充分的照明下深部术野也能清晰展现，满足手术操作需要。目前显微镜的目镜部分体积相对较大，术者长时间通过目镜观察并进行操作，常会感到一定压迫感。目镜与术野之间的距离相对狭窄（显微镜的工作距离），手术器械的自如进入需要术者具有相当的手术经验。另外，显微镜术野都是0°视野，转换视野时需要操纵整个目镜/物镜进行平移（表1）。

内镜（Endoscope）

神经内镜（这里所说的神经内镜，同显微镜和外视镜相比，都是"硬性内镜"）自20世纪90年代起被引入临床手术，开始主要用于鞍区垂体瘤手术（经鼻蝶入路），近年来又逐渐被引入颅底手术中。内镜是利用镜头抵近观察来获得清晰视野的，其本身放大倍率有限。镜头距离术野表面2cm以内，在此距离内可观察的视野范围有限，如果想要更广阔的视野范围，就需要将镜头回撤一定距离来实现扩大视野。这一特点限制了内镜的应用推广。神经内镜多为2D视野，3D内镜已被开发出来，现已进入临床应用阶段。3D内镜不能强求比肩于显微镜的3D效果。但大部分的垂体瘤手术（或者颅底手术）在2D视野下就能完成。目前日本国内已经有一部分医

院开展了双人四手神经内镜手术，助手持镜，通过前后微调镜头位置，不断转换视野，使术者在近似3D视野下完成手术。神经内镜还有个特点，即除了0°镜头外，还有30°、45°、70°这些角度镜可提供不同的视野体验。应用角度镜可以看到显微镜观察盲区内的结构，以弥补显微镜手术的不足。还有就是不同于显微镜低头手术，在进行内镜手术时，术者是抬头正视显示器，因此内镜手术又被称为抬头手术或者仰视手术。因为二者（内镜手术、外视镜手术）都属于抬头手术，内镜手术医生在转为外视镜手术时没有多少不适感，很快就能熟悉上手（表1）。

表1　内镜、外视镜、显微镜的各自特点

	内镜	外视镜	显微镜
放大倍率	放大倍率小，靠抵近观察，实现放大	放大倍率大	放大倍率大
镜头与术野的距离（工作距离）	工作距离范围小（<2cm）	工作距离范围大（25~75cm），器械进出方便	工作距离范围20~40cm
术野的范围	术野范围有限	在一定工作距离下能得到宽广的术野	术野范围有限
2D还是3D视野	2D为主，3D普及中	2D为主，3D普及中	3D
人体工程学特点	感觉不到来自前方的视觉压迫感	感觉不到来自前方的视觉压迫感	来自前方的视觉压迫感较明显
视野方向、视角	0°、30°、45°、70°多种视角	0°	0°
手术操作方法	观察前方的显示器进行抬头手术	观察前方的显示器进行抬头手术，目前也有佩戴3D眼镜的3D视觉下手术	通过目镜进行手术（低头手术）

从内镜到外视镜，进一步向3D抬头手术发展

　　Exoscope通常被翻译为外视镜。神经内镜是插入鼻腔或者颅内使用，外视镜是指镜头在体外，此为二者最大区别。神经内镜靠抵近观察完成手术操作，显微镜手术是物镜距离脑组织有一定距离，通过放大倍率进行操作，外视镜可以理解为介于二者之间的存在。外视镜最初的原型之一是VITOM®Spine（KARL STORZ）。2010年Mamelak等首次使用VITOM®Spine完成第一例外视镜手术，该中心积累的经验显示，外视镜非常适合于脊柱手术。外视镜的放大倍率和显微镜等同，但25~75cm的工作距离，使术者操作更加从容自如。因此术者从皮肤切开、卸下骨窗都可在外视镜下操作（表1）。唯一不足的是，VITOM®Spine成像为2D。在笔者所在单位，硬膜开放前和关颅阶段的操作，是在外视镜下完成的，其目的是让医学生和研修医能更清楚地观看开颅过程。外视镜结合吊顶摄像头使观看者获得良好的视觉体验，得到广泛好评（图1）。而真正进入硬膜下的操作，我们还是依靠导入显微镜来完成。

图1　使用2D外视镜进行开颅操作阶段
相比于吊顶摄像机，外视镜视角垂直于术野，视觉感官更舒适。另外，吊顶摄像机下因为术者头部遮挡的部分视野缺失部分，在外视镜下也一览无余

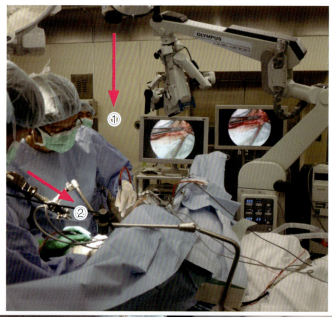

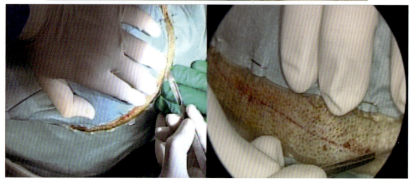

吊顶摄像头视野　　　　　　　　外视镜视野

3D外视镜目前也已在临床应用，这使得外视镜的手术应用范围进一步得到扩展。近期也涌现了许多关于VITOM 3D®（KARL STORZ）应用经验的论文，现阶段还是以应用初期的经验积累为主。对比于显微镜，外视镜的优点是小巧轻便，设置操纵简单（图2）。人体工程学方面，没有显微镜那种面前的压迫感，即使进行长时间手术操作，术者也感觉比显微镜舒适。关于视角，外视镜和显微镜一样都是0°视角。手术时术者抬头观看显示器进行操作，3D眼镜需要从开始一直佩戴到手术结束。

3D外视镜手术室具体配置见图2。术者正前方放置显示器。外视镜体积比显微镜小巧，且无压迫感。外视镜镜头固定用的是三鹰光器生产的NEUNIARM固定臂，非常便于术中随时调整镜头位置。外视镜操作方法同神经内镜用法，视野倍率大小调整、焦距调整，如图2②所示。画面如果不佩戴3D眼镜观看，就会看到重影④。

图2　3D外视镜抬头手术的手术摆台设置

病例为左侧面肌痉挛MVD，选择左侧朝上侧卧位。①为外视镜，术者使用三鹰光器生产的NEUNIARM固定臂固定镜头，并实现镜头任意移动的操作。②为外视镜的控制面板，③为照明下的术野范围，3D外视镜影像显示于④上。外视镜设置开始就要佩戴3D眼镜

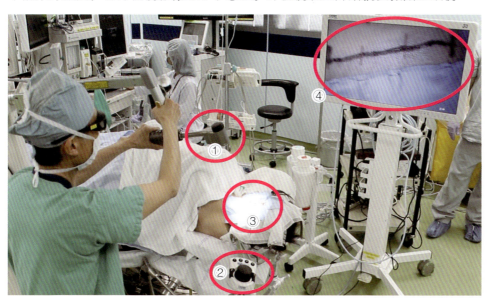

图3a显示左侧面肌痉挛MVD术中情形，展示术者的背面/正面视角（术者为笔者本人）。无菌透明镜套drape包裹着外视镜和控制手柄，将此二者置于术者前方。术者佩戴3D眼镜注视着监视器进行手术操作。研修医也佩戴3D眼镜观看显示器。图3b中在术者身后放置的大屏幕是根据不同手术以及不同体位需要预留的备用显示器。

图4是外视镜下的右侧翼点入路手术情形，病例为鞍结节脑膜瘤。术中图像为3D和2D之间转换的图像。可以看到外视镜图像质量不逊于显微镜图像。

如今（笔者成书年份），日本神经内镜学会等组织已经开始征集使用外视镜的手术病例，今后外视镜手术将如何发展还是一个新兴议题。近年来，各大显微镜生产厂家都在对显微镜进行改进，目的是让镜筒部分小型化甚至是无镜筒化设计，不断开发适应术者一边抬头观看3D显示器，一边进行手术的新机种。此趋势不局限于神经外科领域，眼科、整形外科、骨科等也是如此，可以说抬头手术的时代逐步来临了。

同显微镜手术相比，因为没有显微镜镜筒的压迫感，即使手术时间较长，外视镜抬头操作也会使术者感到舒适，减轻疲乏感。在只有2D影像时代，外视镜仅限于脊柱手术范畴，当3D显示技术成熟后，加上显示器分辨率的大幅度提升，外视镜手术逐步被除脊柱外科以外的领域重视起来。笔者有35年以上的显微镜手术经验积累，在过去的10年里还掌握了神经内镜下垂体瘤手术技术（抬头手术）。正是由于

图3 术中外视镜和显示屏的位置关系

①为外视镜，②外视镜的控制面板。术者佩戴3D眼镜注视显示器③完成手术。研修医佩戴3D眼镜站在术者身后，可以与术者同一视角学习手术。另外，术者背后的大屏幕可供护士、麻醉师观看，了解掌握手术进程

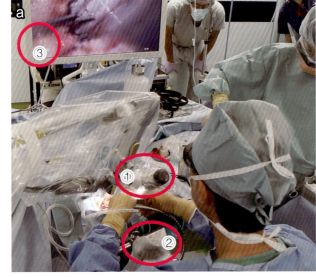
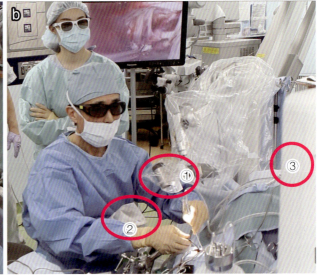

以上经验积累，在笔者接触外视镜手术时没有丝毫违和感及不适应，很快上手掌握外视镜手术操作。这也可以理解当今很多年轻神经外科医生对于内镜手术（抬头手术）的接受能力非常强，领悟能力也非常好，究其原因就是抬头手术方式同经典的显微镜手术方式有很大不同，年轻医生可以跨过显微镜手术学习阶段，直接进入内镜手术学习阶段。可以预知的是，随着手术显像质量的不断提高，人体工程学方面的不断改进，3D外视镜应用的普及是必然趋势。今后的手术学习过程将是，学习者（医学生、研修医）佩戴3D眼镜，同术者同一视角观看同一显示器，所有细节尽收眼底，亲身体验感超群，外科手术学的魅力会更完美地展现，也会吸引更多的从业者。在教学医院等学术机构里，临床医学教育方式也会被改变。

图4 外视镜下的右侧翼点入路手术情形，病例为鞍结节脑膜瘤

a：3D手术录像的一幅截屏
b：3D转2D后图像
右侧视神经被肿瘤推挤上抬的情况被清晰显示。图像显示术者正在剪开蛛网膜并分离肿瘤的蛛网膜界面的过程。可以看到外视镜和显微镜的色彩质量近乎等同

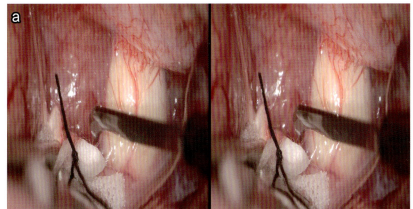

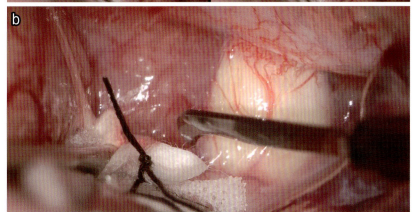

参考文献

[1] Mamelak AN, Nobuto T, Berci G. Initial clinical experience with a high-definition exoscope system for microneurosurgery. Neurosurgery 2010; 67: 476-483.

[2] Rossini Z, Cardia A, Milani D, et al. VITOM 3D: Preliminary experience in cranial surgery. World Neurosurgery 2017; 107: 663-668.

[3] Oertel JM, Burkhardt BW. Vitom-3D for exoscopic neurosurgery: Initial experience in cranial and spinal procedures. World Neurosurgery 2017; 105: 153-162.